BurnIN

Für meine Kinder.

Ihr habt mich, meine Erkrankung und meinen Weg immer verstanden und unterstützt-egal in welchem Alter.

Wir sind ein wirklich verdammt gutes Team und ich liebe Euch und

danke Euch aus tiefstem Herzen!

Dank gilt auch Katharina Hermann, für den Mut mein Buch zu illustrieren.

Und schlußendlich:

Dank an alle Frauen und Mütter, die Ihr tagtäglich so viel leistet!

Ihr seid nicht allein!

Simone Anja Melzer

Burn IN

Mein langer Weg aus dem Burn out

Erprobte Soforthilfen

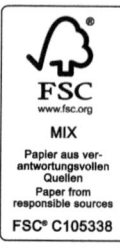

Bibliografische Information der Deutschen Nationalbibliothek: Die Deutsche Nationalbibliothek verzeichnet diese Publikation in der Deutschen Nationalbibliografie; detaillierte bibliografische Daten sind im Internet über dnb.dnb.de abrufbar.

Copyright
2016 SAM-Simone Anja Melzer
Auch sämtliche Bilder/Fotos im vorliegenden Buch unterliegen dem o. g. Copyright
Illustration: Katharina Herrmann

Herstellung und Verlag: BoD – Books on Demand, Norderstedt
ISBN 978-3-7392-0628-8

Alle Angaben in diesem Buch beruhen auf persönlicher Erfahrung der Autorin und erheben keinen Anspruch auf Richtigkeit oder Wirksamkeit im Allgemeinen.

In jedem Fall ist immer der Rat eines Arztes und/oder Apothekers einzuholen.

Für körperliche oder geistige Schäden jedweder Art jetzt oder in der Folge kann weder von Seiten des Verlages noch von Seiten der Autorin eine Gewährleistung übernommen werden.

Das vorliegende Buch ist, in Ermangelung der finanziellen Mittel für ein professionelles Korrektorat und Lektorat, einmal durch das Korrektorat einer befreundeten Lehrerin gegangen und ich bin sehr dankbar dafür!

Etwaige Schreib- oder sonstige Fehler sind menschlich und unvermeidbar, haben aber weder auf die Qualität noch auf den Inhalt als solches einen Einfluss. Daher, lieber aufmerksamer Leser, schüttle lächelnd den Kopf, wenn Du über einen Fehler stolperst…ich tue es auch.

SAM

Simone Anja Melzer

Inhaltsverzeichnis

Kapitel 1

Eine Art Einleitung

....Seite 12

Kapitel 2

Jetzt geht's los

....Seite 27

Kapitel 3

Bis hier her und noch viel weiter....................... Seite 94

Kapitel 4

Erläuterungen zu...

Bach-Blüten... Seite 100

Ernährung..Seite 109

Schlaf..Seite 116

Flüssigkeit..Seite 125

Reiki..Seite 127

Yoga..Seite 132

Atemgymnastik..Seite 133

Kapitel 5

Was sich für mich zu lesen lohnt

(Literaturempfehlungen)...................................Seite 136

Pssst...Geheimtipps...!..Seite 141

**Der Körper ist der Übersetzer

der Seele ins Sichtbare.

*Christian Morgenstern***

Kapitel 1 - Eine Art Einleitung

Als es mich gepackt hatte, war ich wohl die letzte die es merkte...aber die wichtigste Person...und rückblickend weiß ich heute, dass ich schon gut 8 Monate zuvor drin steckte... und ausgerechnet meine HNO-Ärztin hat das erste Mal so etwas angesprochen, als ich eine nicht heilende nässende Entzündung seit Monaten mit mir rumschleppte und auf einmal mit starken Schwindelattacken auf dem Behandlungsstuhl saß, verfrachtete sie mich direkt in die Waagerechte...liebevolle Helferinnen, allesamt Mütter, redeten... und ich heulte...und ich wusste nicht warum. Meine HNO-Ärztin zog mich spontan für 5 Wochen aus dem Verkehr. Das verhalf mir tatsächlich auf die Füße. Aber nicht zur Erkenntnis.

Es sollte noch einmal dauern...und zwar von Februar bis

August...Im August dann ging gar nichts mehr. Meine ohnehin schwierige Wochenend-Beziehung stand auf der Kippe, starke Migräne, eine Bauchspeicheldrüsenentzündung, chronische Gastritis, chronischer Reizdarm, eine unglaubliche allgemeine Reizbarkeit und Dünnhäutigkeit machte sich breit und brachte Erschöpfung, Selbstzweifel und erneute Schwindelattacken mit sich. Dafür konnte ich aber nicht schlafen, war ständig von massiven Versagensängsten gepeinigt und verlangte mir dennoch das einwandfreie Funktionieren ab...bis zum August.

Mein damaliger Herzensmann hatte Geburtstag und eine Woche später hatten sich seine Eltern angekündigt. Wirklich liebevolle Menschen, die mir aus tiefstem Herzen wohlgesonnen, waren voller Vorfreude mich wiederzusehen und ich...fühlte nur Angst und eine tiefe tiefe Müdigkeit und Kraftlosigkeit.

In meiner Not, wie ich DAS nun meinem Herzensmann und meinen fast-Schwiegereltern beibringen sollte und aus der Überzeugung heraus, dass ich genau DAS auf gar keinen Fall tun dürfte rief ich eine Kollegin an...

Sie sagte: „Simone, da muß ich nicht mal den Boss (sie spricht so von Gott) fragen: Du bist seit Jahren allein erziehend, hast ein autistisches und ein wahrnehmungsgestörtes Kind, Eltern die Dich auf ihre sehr spezielle Art lieben, aber nicht SO wie DU es brauchst, Du arbeitest obwohl Du krank bist, hast eine Wochenend-Beziehung zu einem Mann der selbst sein Leben nicht gerade gerückt kriegt, sich von der fast-Ex-Frau kommandieren lässt, den Du nur 3x im Monat für 48 Stunden siehst und der dann noch sagt, was bei Dir alles falsch läuft, dass Deine Wohnung zu klein und zu dunkel und unaufgeräumt ist, dafür aber seinen großen unerzogenen und lieben Hund bei Dir lässt und dem Du aus lauter

Angst verlassen zu werden dauernd versuchst alles Recht zu machen. Simone, Du hast eine Erschöpfungsdepression, wenn nicht Schlimmeres. Glaubst Du allen Ernstes Dein Reizdarm, Deine chronische Gastritis,die schwere Migräne, die Schlafstörungen und das alles kommen aus dem Nichts? Sie kommen aus dem ZUVIEL !!!"
Tjaaaa...is nicht schön das zu hören und ich antwortete „Andere schaffen das doch auch. Dann wird das bei mir doch auch gehen"

Die Kollegin setzte nach:
„Bild Dir doch nicht ein, dass Dir *eine* nur die Wahrheit sagt, von den Müttern die Du auf dem Parkplatz triffst. Die leben alle nicht Dein Leben. Und eins will ich dir mal sagen: DER Mann, der nicht sieht was DU leistest und DIR ohne

Rücksicht auf Verluste immer noch was aufbürdet damit sein eigenes Leben leichter wird...der ist kein Mann...der ist ein Arsch.
Okay. Deiner mag Dich lieben...aber dann sollte ihm mal auffallen, wie großartig Du bist und dann muss ihm wichtig sein, wie Du klar kommst. Du *musst* lernen NEIN zu sagen. Wenn der dann geht, kannst Du ihn eh vergessen und solltest Du auch ganz schnell. Ich sage Dir: Fang an für DICH zu sorgen oder willst Du nächstes Jahr die Radieschen von unten anschauen und Deine Kinder bei Deinen Eltern aufwachsen lassen?"
Plumps....ich fiel aufs Sofa und starrte vor mich hin.
Im Grunde habe ich so etwas schon mal gehört...nur kürzer und weniger detailliert...von meinen Kindern...auweia...
Nein. Sterben wollte ich nicht. Eigentlich hatte ich Sehnsucht danach, mich vital und leistungsfähig zu fühlen,

geborgen in mir selbst, zufrieden...aber hatte ich Angst nicht geliebt zu werden...? Nein, das war es nicht...es ging um... Anerkennung.

Ich ackerte und rannte und nur, um Anerkennung von anderen zu bekommen. Ich verwechselte offensichtlich Anerkennung und Liebe.

Und ich wollte meine Lebensfreude zurück.

Mir wurde auf einmal klar: Wer mich jetzt nicht unterstützt, der schadet mir und hat in meinem Leben nichts zu suchen. Ich wusste, ich hätte nicht die Kraft für eine bewusste Sortierung der Menschen um mich herum, aber ich wusste auch, dass sich manches ergeben würde wenn ich erst einmal anfange MICH zu verändern. In welche Richtung auch immer.

Ich griff zum Handy. Whatsap. Und tippte meinem Herzensmann die Nachricht, dass es mir nicht gut ginge und ich nicht die 30 min Autofahrt auf mich nehme, damit seine Eltern mich in seiner Wohnung oder sonst wo sehen könnten, schnappte mir seinen, bei mir geparkten, Hund und ging Gassi.
Die Aufregung, die diese Nachricht für mich brachte tat mir erneut nicht gut und ich hangelte von Baum zu Baum vor lauter Schwindelanfällen und Übelkeit und doch wusste ich: DAS war das einzig Richtige. Und: Es war mein erster Schritt raus aus dem Burnout.

Ehrlich gesagt, habe ich bis heute keine wirkliche Strategie für diesen Weg gehabt.
Ich dachte: Fürs Erste mal eine Therapie...denn in die Klinik wollte ich nicht, dass konnte ich gerade meinem Autist-

en nicht an tun und ich wusste auch, MIR würde es damit nicht gut gehen. Die Idee , sich einen **Therapeuten/In zu suchen ist grundsätzlich gut und ich würde auch jeder Betroffenen dazu raten** allerdings, eine ambulante Therapeutin zu finden, als Kassenpatient, ist leider in meinem Wohnbereich fast unmöglich-es sei denn, man kann weitere Anfahrten in Kauf nehmen (konnte ich nicht) oder man kann warten. So 6-12 Monate. Warten konnte und wollte ich nicht.

Ich suchte also nach anderen Möglichkeiten und traf auf Fanziska. Sie ist keine klassisch ausgebildete Therapeutin, aber das was sie tut und wie sie es tut, war das Beste, was mir passieren konnte.

Von ihr lernte ich N I C H T S zu tun. Und dass das Nichtstun sehr wohl etwas ist was man tut-nämlich für sich selbst. Ich sorgte also das erste Mal für mich selbst ohne dass jemand etwas davon hatte...und das war wirklich schwer am Anfang.

Klingt seltsam, ich weiß, war aber heilsam, denn –und das ist auch die schlechte Nachricht:

Es gibt KEINEN SCHNELLEN und auch KEINEN EINFACHEN Weg aus dem Burnout. Und DEN Weg schon gar nicht. Es gibt nur DEINEN Weg und der ist ein Weg des Ausprobierens.

Ich weiß nicht mehr, wie viele Bücher ich tatsächlich über Burnout, Erschöpfungsdepression und die Folgen (also z.B. Angststörungen, körperliche Einschränkungen usw.) gelesen hab. Ein Allheilmittel ist mir nicht begegnet. Mein Doc hat mal gesagt, es dauert mindestens die Hälfte der Zeit um es zu überwinden die es gebraucht hat, zu wachsen. Ich denke, rückblickend betrachtet, stimmt das...und ich gebe gern noch ein Drittel drauf.

Und daher mach dir besser früher als später klar:

Bist du auf dem Weg raus und irgendwann liegt der Burnout hinter Dir , dann....

BIST DU NIE WIEDER DIE DI DU VORHER WARST.

Dein Lebensgefühl wird anders.

Die Sicht auf das Leben im allgemeinen und auf DEIN Leben verändert sich.

Und das ist gut so. Denn der Burnout sagt Dir das, was Du seit Jahren nicht hören wolltest: DAS bist noch nicht DU.

Deshalb ist der Burnout eigentlich ein Freund...er meint es

gut, hat aber eine fiese Art das zu zeigen…im Grunde fängt alles mit Akzeptanz an: Ungeliebten Besuch (Deinen Burnout) willkommen heißen ist eine wirkliche Größe!

Heiße also deinen Burnout willkommen. Er möchte eigentlich nur gesehen werden…er ist ein vernachlässigter Teil von Dir.
Wenn Du ihn gesehen, willkommen geheißen und akzeptiert hast, dann trennen sich Eure Wege wieder. Er hält es dann gar nicht mehr mit Dir aus.

Dieses Buch soll das sein, was ich damals gebraucht hätte, aber auch in dem riesigen Buchtitelangebot zu diesem Thema nicht finden konnte:

Eine Liste mit Anregungen und der Möglichkeit die Erfahrung zu machen, dass andere in ähnlichen Situationen, mit ähnlichen Gedanken und Sorgen auf dieser Welt sind.
So ist der Aufbau etwas anders.
Für die Stunden in denen man Beistand und Verständnis von Gleichgesinnten spüren möchte, aber auch nicht aus dem Haus kann oder will und auch das Telefon eher Feind als Freund ist, sind die persönlichen Passagen mit entsprechend mehr Text, weil sie mich und meine Erlebnisse beschreiben.
Für die Momente, wo JETZT und SOFORT eine Idee zur Verbesserung dieses eines MOMENTES gebraucht wird und möglichst noch ohne viel Aufwand, sind die grau unterlegten Elipsen mit den eingetragenen Tipps.

Hinweise beim schnellen Durchblättern, wenn die Konzentration für konkretes Suchen nicht reicht gibt Dir

Das ist Burni.
Er stammt aus der Feder
von Katharina Hermann
und ich freue mich, sie für
dieses Buchprojekt gewonnen zu haben.
Ich bin also kein unbeschriebenes Blatt...ich bin
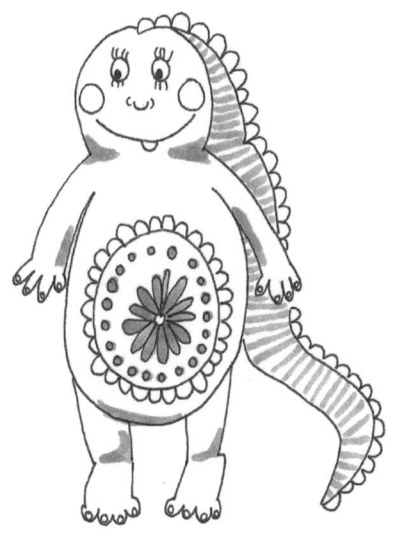
durch diese Hölle gegangen und tue es noch...denn Rückfälle sind nicht selten...und zurück-das will ich nicht.
Dies ist also meine Burnout-Geschichte.. Möge sie auch

DIR irgendwie helfen...als Inspiration für DEINEN Weg raus...es ist Dein Weg zu Dir selbst. Deshalb scheue Dich nicht, dieses Buch als „Arbeitsheft" zu benutzen. Es wird dadurch nicht deklassiert ...auch wenn wir alle beigebracht bekommen haben, Bücher „ordentlich" zu behandeln. In diesem Fall heißt ordentlich z. B. durchaus Klebezettel, Textmarker, Bleistift, Buntstift, Kuli, Büroklammer...was auch immer...alles was Du Dir merken willst aber nicht kannst, alles was Du beachtenswert oder hilfreich empfindest, verdient Deine Aufmerksamkeit des Markierens auf Deine Weise...und ist ausdrücklich erlaubt (also ich brauchte dafür tatsächlich eine Erlaubnis) und sogar gewünscht!

Kritiker gibt es immer und überall, daher: Lieber Kritiker, manches mag Dir hier banal vor kommen...aber auf genau diese Dinge bin zumindest ICH nicht gleich gekommen

-im Gegenteil: Genau diese Tipps hab ich für mich selbst hart erarbeitet und tief ersehnt und da man manchmal den Wald vor lauter Bäumen nicht sieht, steht hier auch die ein oder andere Kleinigkeit drin.

Dieses Buch richtet sich an Frauen-Ich bin selbst eine Frau und ich kann nur aus meiner, der weiblichen, Sicht und Problematik sprechen. Sollte sich ein Mann unter die Leserschaft verirren:

> Herzlich Willkommen und auch Dir viele Erkenntnisse und Erfolg auf Deinem Weg!

Kapitel 2 – Jetzt geht's los…

Nun ist es soweit. Vielleicht bist Du selbst drauf gekommen, vielleicht hat es Dir ein fähiger Hausarzt gesagt…wie auch immer…Da steht er nun Dein Burnout. Burno.

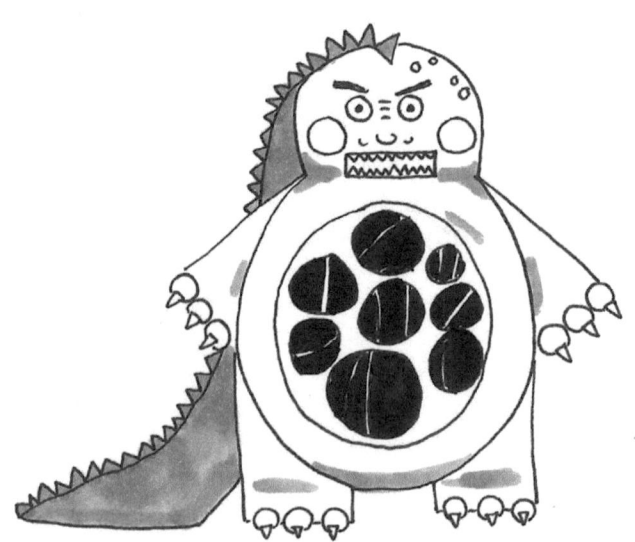

Er muß nicht genau SO aus sehen, vielleicht hat Deiner kein Gesicht oder gar nichts Körperliches...in diesem Buch schaut er eben so aus.

Burnout...das Modewort, dass unseren Beschwerden einen Namen (und für mich auch ein Gesicht) gibt, heißt nichts anderes als das, was Du bestimmt schon x-mal gesagt und gedacht hast, nämlich: Ich bin ausgebrannt. Ich kann nicht mehr.

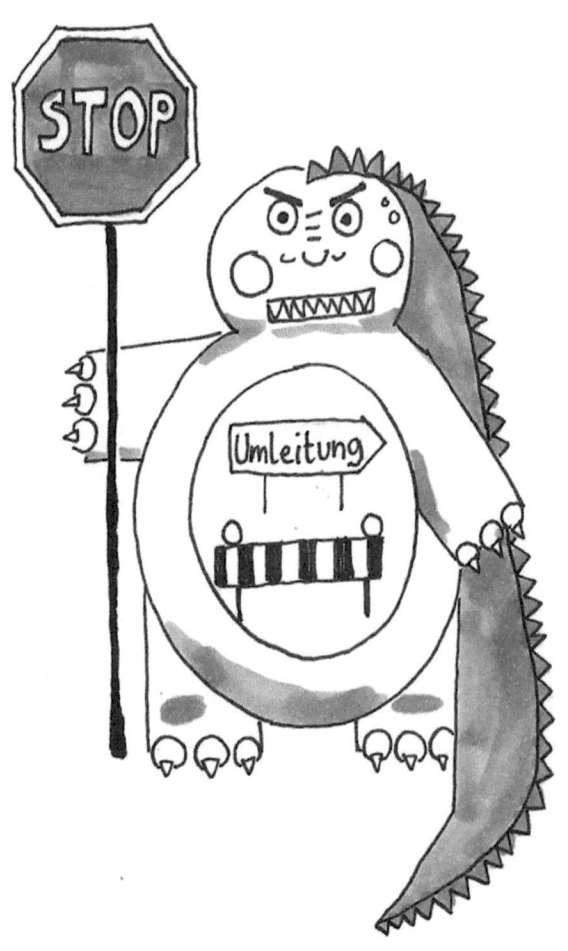

Und damit hast Du eine große Erkenntnis erlangt ! SO geht es nicht mehr.

Manchmal ist zu wissen was man NICHT will schon die halbe Miete. Und im Burnout auch.

Also gratulier ich Dir dazu. Auch wenn Du geglaubt hast, nicht auch noch Kraft für *noch* eine Entscheidung zu haben...genau DAS hast Du gerade getan: Du hast entschieden, dass es SO nicht mehr geht.

Und nun?

Was mir an diesem Punkt geholfen hast ist hier gleich mal TIPP 1, der da lautet:

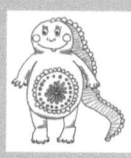

TIPP 1

Mach Dir klar: Es wird ab heute besser.
Manchmal nur in Minischritten
und die führen auch ans Ziel, nur dauert
es eben etwas länger.
Ein Burnout kennt keine zeitlichen Vorgaben.
Und er ist gewachsen,
hinterlistig langsam ist er monströs gewachsen.
Gib Dir mindestens
die Hälfte seiner
Wachstumszeit für Deinen Weg da raus!

Und im Zuge dessen, gleich noch

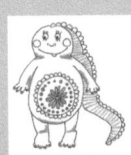

TIPP 2

Überlege, wann oder womit diese
Dauerüberforderung/Überbelastung
(denn genau DAS führt in den Burnout)
angefangen hat. Dann hast Du
für Dich einen Anhaltspunkt, wieviel Zeit Du
Dir MINDESTENS geben
darfst (egal was andere sagen oder erwarten)
und solltest (egal, was DU
darüber denkst wie lang es gehen sollte),
um Dich zu erholen.

Und dazu kommt auch gleich Tipp 3

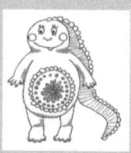

TIPP 3

Schreibs auf! Alles. Ich habe mir ein
(über die Zeit mehrere ;-))
Notizbücher gekauft und sogar Glitzerstifte
und habe mir
Notizen gemacht...und zwar wirklich überall:
Auf dem Parkplatz in
der Schule, beim Einkaufen, in der Bücherei,
beim Telefonieren, im Bett,
als Fußballmami am Spielfeldrand,
ja sogar auf dem WC. Das entlastet
Deinen übervollen Kopf ungemein!

Wenn Du vor lauter Schreck noch dran geblieben bist, kommt direkt

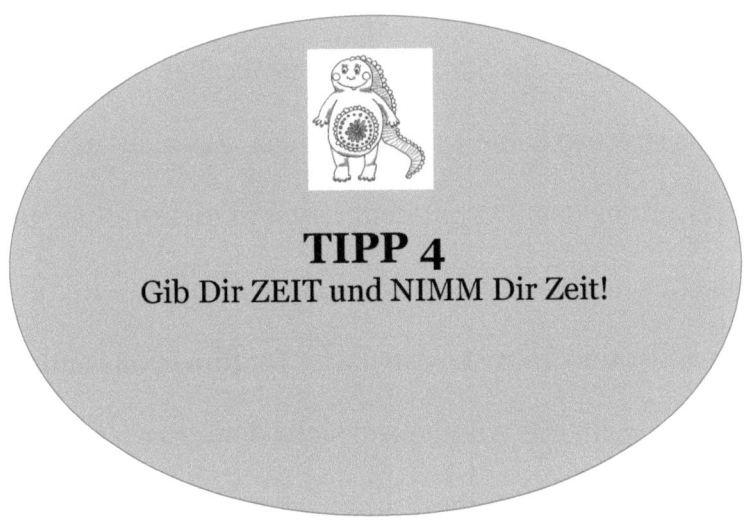

TIPP 4
Gib Dir ZEIT und NIMM Dir Zeit!

Hör auf darauf zu warten, dass von außen jemand kommt und Dir Zeitfenster schafft. Das wird eher nicht passieren! Entweder Du schaffst Dir diese Nische selbst *(z. B. Steig ins Auto und fahr nur in die Parallelstraße und parke da für 10 min)* oder Du kriegst sie nicht.

Ich höre nun gerade Deine Einwände, denn ich kenne sie auch: Aber die Arbeit, der Haushalt, die Wäsche, die Spülmaschine, die Hausaufgaben...etcpp.
Jupp. Alles da. Alles korrekt. Nun ist es aber so, dass Du erstens sowieso keine Kraft mehr hast, das alles zu wuppen und zweitens hast Du mit dem Lesen in diesem Buch bereits entschieden, dass Du so wie bisher nicht weiter machen willst und kannst. Also darfst Du nun etwas anderes ausprobieren...die Wäsche legt sich leichter zusammen, wenn Du Dich etwas ausgeruht hast. Und weil ich weiß, dass man das nicht gleich 2 Stunden lang schafft, hab ich oben von 10 min gesprochen-für den Anfang ;-)

Natürlich wirst Du auch von außen immer wieder daran erinnert Zeit für andere und anderes zu haben. Deshalb:

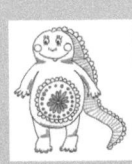

TIPP 5
Die Wasserglasmethode
Leg oder setz Dich an Deinen Wohlfühlplatz.
Stell ein Glas Wasser
neben Dich und verkünde der Außenwelt
„Wenn das Glas leer ist,
bin ich wieder für Dich da."
Oder auch während einer Arbeit,
bei der Du nicht gestört sein möchtest.

Das können auch schon ganz kleine Kinder...meine konnten das schon vor dem Kindergartenalter...ist das Glas leer, hat Mama wieder Zeit für mich. War bei uns übrigens ein buntes Sternenglas...und natürlich kann man bei kleinen Kindern, eine kleine Menge Wasser dafür nehmen...heute sind meine Kinder schon so groß, dass ich eine Flasche hinstelle. Nein, ein Scherz. Heute klappt das in dem ich sage „ich hab jetzt Pause", aber wir haben uns da eben hin trainiert.

Dieser Wasserglas-Tipp bringt mich direkt zum nächsten

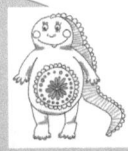

TIPP 6
Trinken
Ich habe selbst oft gar keine Zeit mehr
gefunden zu essen -
Oder mir fehlte der Appetit.
Dass das der Gesundheit abträglich
ist, weiß jeder – denkt man aber nicht dran
und schon ist z. B.
die Müdigkeit und das Schwindelgefühl größer.
Deshalb: Besagtes Wasserglas nach der
Pause auch austrinken!
Wasser trinken! Unabhängig von allen anderen
Flüssigkeiten, die Du so zu Dir nimmst,
von denen manche
ja auch dem Körper
Wasser entziehen…unbedingt wieder
auffüllen. Beugt Konzentrationsverlust
und Müdigkeit vor und verhindert auch
gesundheitliche Probleme.

Ich habe 12 Wassersorten ausprobiert, bis ich eines hatte, das mir auch schmeckte und dann hab ich mich bilanziert und selbst ausgetrickst: Ich hab überall in der Wohnung Wasserflaschen und Gläser hingestellt...Auf dem Küchentisch, Wohnzimmertisch, Esszimmer -Sideboard, Fernseher, Flur, Garderobe...sogar im Bad. Der Anblick sollte mich daran erinnern JETZT einen Schluck zu nehmen...und es funktioniert. Heute bin ich bei 1,5 L Wasser...(unabhängig von allen anderen Getränken) ...es funktioniert.

Wunderbare Tipps..ja, die hat ja leicht reden....NÖ ganz und gar nicht leicht. Ich sagte ja schon eingangs, es gibt keinen einfachen Weg. Du weißt aber, dass es so nicht mehr geht und daher bitte ich Dich nur um eine Sache: Bleib offen!

Bleib offen dafür, Dinge auszuprobieren. Sicher wird manches auch nichts für Dich sein auf den ersten Blick. Probier das dann später noch einmal, wenn Du Deinem Burnout schon etwas mehr entkommen bist...nur-bleib offen anders zu sein und anderes kennenzulernen.

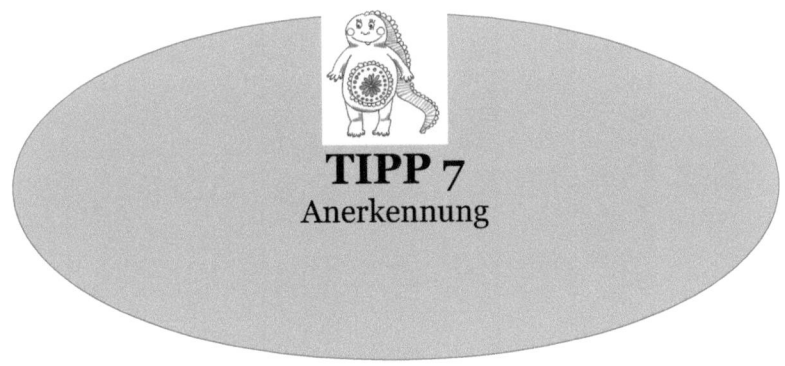

TIPP 7
Anerkennung

Die wünscht sich jeder...und vor allem von anderen...leider musst Du hier bei Dir selbst anfangen.

Erkenne an, dass Du einen Eindringling in Deinem Leben hast:

Burnout

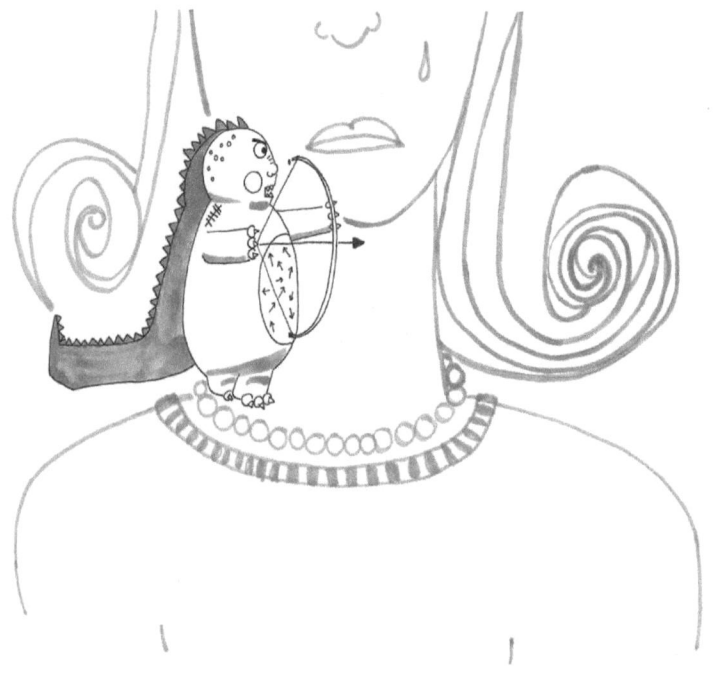

Erkenne an, dass Du soviel gegeben hast, dass nichts mehr übrig ist, was Du anderen geben könntest. Es zu erkennen und auch innen so zu fühlen und anzunehmen ist etwas ganz anderes, als es von jemandem gesagt zu kriegen "guten tag, sie haben burnout".

Erkenne an, krank zu sein. Du hast Burnout. Und das dauert länger als eine Erkältung oder ein gebrochenes Bein.

Ich habe mir selbst oft lieber einen gebrochenen Knochen gewünscht als Burnout, einfach aus dem Wunsch nach Anerkennung heraus. Burnout sieht man ja –erstmal- nicht. Man wird nicht wahrgenommen, nicht anerkannt mit seinem Leid. Ganz anders als bei allen anderen gängigen Krankheiten.

Schopenhauer hat mal gesagt: „Es gibt 1000 Krankheiten, aber nur eine Gesundheit"

Und damit auch Du wieder gesund wirst:

Erkenne zu erst DU selbst Deine Krankheit Burnout an. Die anderen werden nachziehen, wenn Du den nächsten Tipp 7b umsetzt-nämlich das WIE:

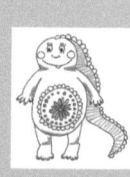

TIPP 7b
Stell Dich allein und ungestört vor einen Spiegel und sage zu Dir selbst: Ich habe Burnout. Oder so ähnlich, für Dich passender formuliert. Gib Deiner Erkrankung eine Stimme, damit Du selbst Gehör bei Dir findest:
Sage laut zu Dir selbst: Ich habe Burnout- und ich finde da raus!
Sag es Dir immer wieder.

Dass sich das so seltsam unangenehm und albern anfühlt hat etwas damit zu tun, zu sich zu stehen und Schwäche zu zeigen und glaub mir: Gerade DAS ist unheimlich stark! Irgendwann machst Du den Test. Irgendwann ist der Tag da-der Tag des „outings". Der Tag an dem Du zu Dir stehst. An dem Tag, wirst Du zu jemandem sagen, der Dich fragt, wie es Dir geht „Du, grad nicht so toll. Ich hab mir n Burnout eingehandelt…"
Und ich prophezeie Dir schon mal ein komisches Gefühl im Bauch…hatte ich auch.

Ich hab es zuerst meinen Kindern gesagt und anschließend ganz sachlich mit ihnen erörtert, was das bedeutet-auch für ihr Leben.
Dann hab ich es meinem damaligen Herzensmann gesagt

und nein, das war alles andere als leicht und nein, er war nicht immer voll von Verständnis. Allerdings muss ich zu seiner Verteidigung anführen: Verständnis ist verwandt mit VERSTEHEN und er hat versucht mich zu verstehen...das ist nicht immer einfach gewesen, denn er kannte mich ja grundsätzlich anders...gesund und aufopferungsvoll...aber er war auch immer derjenige, der gesagt hat „sorge für deine Gesundheit-wenn ich das nicht verstehe, dann kannst Du mich eh in den Rauch hängen". Und so war und ist in dieser Beziehung, das „zu mir stehen" eine wirkliche Herausforderung gewesen. Allerdings eine, die mir mit jedem Mal leichter fällt. Und wenn ich dann doch mal darüber grübel, dann ruf ich meine Kollegin und Freundinnen an... das klärt meine Gefühle und Gedanken. Damit bin ich bei:

Freunden-auch ein wichtiger Komplex.

Ich kann Dir hier nicht im Voraus sagen, wie Deine Freunde reagieren und sie werden bestimmt nicht alle begeistert sein, aber ungemein tröstlich ist folgender Satz und damit der achte Tipp

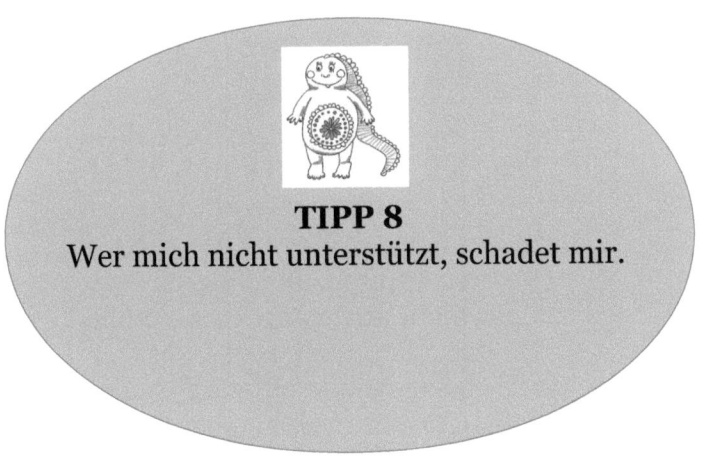

TIPP 8
Wer mich nicht unterstützt, schadet mir.

Das setzt natürlich nun wahnsinnig viele Unterstützungsbilder frei...aber Unterstützung eines Freundes kann auch durchaus Rückzug sein. In Ruhe gelassen werden kann schön sein. Überhaupt sind Ruhe und Stille leider viel zu wenig beachtet-gerade in Situationen wo das Schlafbedürfnis und die Erschöpfung groß sind aber der Nachtschlaf spät kommt und von häufigem Aufwachen bestimmt wird.

Deshalb

TIPP 9

SCHLAF! Egal wann, egal wo, egal wie.
Ich mach auch mal ein 10 min Schläfchen
im Auto wartend
vor der Schule.Über die Qualität
von Napping will ich mich
hier gar nicht auslassen, das können
andere anderen Orts besser,
aber ich sage eindringlich: Schlaf!
Jede Minute Schlaf ist eine
Minute mehr Beitrag zu Deiner Genesung!
Das Kind schläft? SCHLAF
Das Kind ist in der KITA! SCHLAF
Das Kind ist bei Freunden? SCHLAF
Das Kind ist in der Schule? SCHLAF

Ich werde mal deftig: Scheiß auf eine aufgeräumte Wohnung, gebügelte Wäsche und biologisch-dynamisch frisch gekochtes Essen. Es ist noch keiner an Staubmäusen und einer Tiefkühlpizza oder Fischstäbchen gestorben...aber am Herzinfarkt wegen Überlastung schon! Das sieht dein Schatzi oder die Freundin anders? Prima! Schlaf in deren Wohnung und die können Dich in der Zwischenzeit durch kochen oder Staubsaugen unterstützen! Dann sind sie sauer? Auch gut-aber dann sind sie keine Freunde von Dir... Freunde oder Lebenspartner haben ein großes Interesse daran, dass es Dir gut geht und unterstützen Dich gern-alle anderen sind eine zusätzliche Belastung für Dich. Klingt hart-ist hart! Und ist die Wahrheit!

Also **_SCHLAF_** wann immer es geht...und meist geht es dann eben nicht. ...ich weiß.

Da schläft das Kind und man selbst ist so weit, dass man sich überwindet die Füße hoch zu legen und schon kriegt man Herzklopfen bis zum Hals und innere Unruhe etc...denn in der Küche steht der Abwasch, die Betten wollte ich beziehen, der Schreibtisch bricht auch schon vor Schreibkram fast zusammen, Wäsche muss dringend aufgehängt und eventuell auch gebügelt werden....aaaaarrrhhhgg genau und man MUSS doch jetzt mal schlafen! Klappt nur nicht. Dann:

TIPP 10
RUHE-Ruh dich aus. Stell Dir einen Wecker (Handyuhr) auf 5 min. Leg
Oder setz Dich hin, Augen zu, Hände auf den Bauch und atme...atme
einfach Deine Hände weg vom Bauch
...beobachte Deinen Atem innerlich.

Solche Ruhe- oder Schlafphasen möchten am Anfang erst einmal ungestört geübt werden. Das ist aber manchmal gar nicht so einfach. Probier doch mal

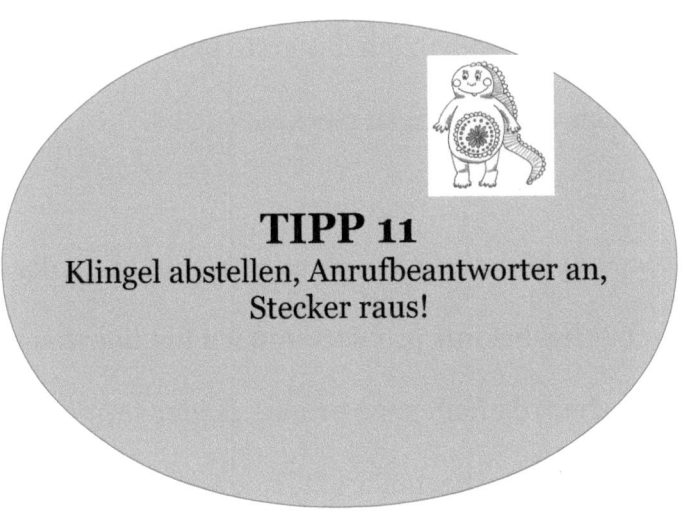

TIPP 11
Klingel abstellen, Anrufbeantworter an, Stecker raus!

Ich habe keine Kontakte konkret abgebrochen, aber sehr bewusst entschieden, wo und bei wem möchte ich mich melden oder wem antworten. Zeitgleich hab ich mir angewöhnt, sämtliche Telefone nur laut zu haben, wenn meine

Kinder NICHT zu hause sind. Sind sie da, steht alles auf leise oder lautlos oder der Stecker ist raus. Erstmal ungewohnt...aber ich hab mit 15 min angefangen und nach noch nicht mal 4 Wochen hab ich das erste mal vergessen, die Stecker auch wieder rein zu stecken. ;-)

Mein Doc hat es natürlich auch mit Psychopharmaka und Schlaftabletten bei mir probiert und ich bin überzeugt, es gibt Menschen, da helfen sie prima....leider reagiere ich total heftig auf solche Sachen (ich habe Dinge und Menschen gesehen, die gar nicht da waren und bin wie ein Zombie umher gelaufen, aber das muss bei Dir wirklich nicht genauso sein...! Also **probier es aus und vertrau da Deinem Arzt.**). Auch an dieser Stelle hat mein Doc mich dann auf etwas gebracht was passen könnte mit den Worten "sie haben doch da immer so Tropfen..." Jupp. Bachblüten meinte er.

Ich arbeitete aber längst nicht mehr und konnte mir daher keinen unabhängigen Bachblüten-Berater leisten.

Also hab ich mit mir selbst einen Bachblütentest gemacht, die Mischung hergestellt (die sich im Laufe der Zeit auch verändert) und das stellte sich als wunderbare Unterstützung heraus.

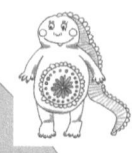

TIPP 12

Bachblüten. Ein gelernter Bachblütenberater wäre optimal, denn er oder sie behält einen objektiven Blick auf Dich und Deine Situation. Kostenpunkt 30-60 Euro pro Sitzung. Und wirklich, es gibt nur diesen einen Termin bist Du eine neue Mischung brauchst. Doch manchmal ist das Geld einfach nicht da und dann der Tipp für den ersten Einstieg: Es gibt kostenlose Tests im www und entsprechende Bücher in der Bibliothek und daraus dann eine Mischung in der Apotheke herzustellen koste t zwischen 6 und 10 Euro. Trotzdem rate ich wenn irgend möglich zu einem professionellen Berater. Dann mußt Du Dir nicht noch die konzentrative Arbeit antun.
Bachblüten werden sich auch positiv auf Deinen Schlafrhythmus auswirken.

Mögliche Blüten können sein:

Chicory-wenn Du so hilfsbereit bist, dass Du alles für jeden tust und Dich selbst dabei übernimmst, Du machst Dich selbst also unentbehrlich.

Agrimony- wenn Du nach Harmonie um jeden Preis strebst.

Rock Water oder Vervain- Wenn Du Verantwortung übernimmst, wo Du eigentlich keine hast...

...das sind nur Beispiele. Ein Bachblüten-Berater wird das Richtige für Dich finden.

Leider war ich nach wie vor noch viel zu "unentspannt"...und das als Entspannungspädagogin...auch da war wieder ein Satz von meinem Doc und ungemein hilfreich.

Da ich noch nicht genug Kraft für Yoga hatte und Schwindelanfälle Meditation unmöglich machten, hab ich mit dem Nächstliegenden angefangen. Ich bin seit vielen Jahren Reiki-Meisterin. Also fing ich an, wann immer eine Minute frei war…(also z. B. vor dem Einschlafen, beim Warten in der Schule, auf dem Bolzplatz, Musikschule….) mir Reiki zu geben. Schöner wäre es wohl noch von jemand anderem gewesen, aber das konnte ich mir finanziell nicht leisten. Diese Reikigaben brachten mir die Kraft, wieder mit Meditation anzufangen.

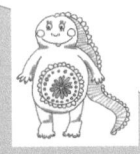

TIPP 13
REIKI
Wenn Du kannst, sonst such Dir jemanden der es kann...es gibt
auch kostenlose Reikikreise im Internet
, denn ich möchte hier keine
Werbung machen-weder für mich noch für andere.
In Regel spricht man von einem Reiki-Zyklus, also von
4 Behandlungen. Kosten-Punkt zwischen 70 und 120 Euro für
4 Termine-auch bei Dir zu Hause, wenn Dir das lieber ist. Das funktioniert übrigens auch über
Fernbehandlungen. Ich rate Dir für den Anfang aber zu einem Zyklus,
der persönlich erfahren wird.

Diese täglichen Reikigaben, bei denen ich regelmäßig einschlief und sie mir deshalb am liebsten in den Abendstunden im Bett liegend gab, verhalfen mir zu meinen ersten Meditationsversuchen nach vielen Jahren zurück. Hier also

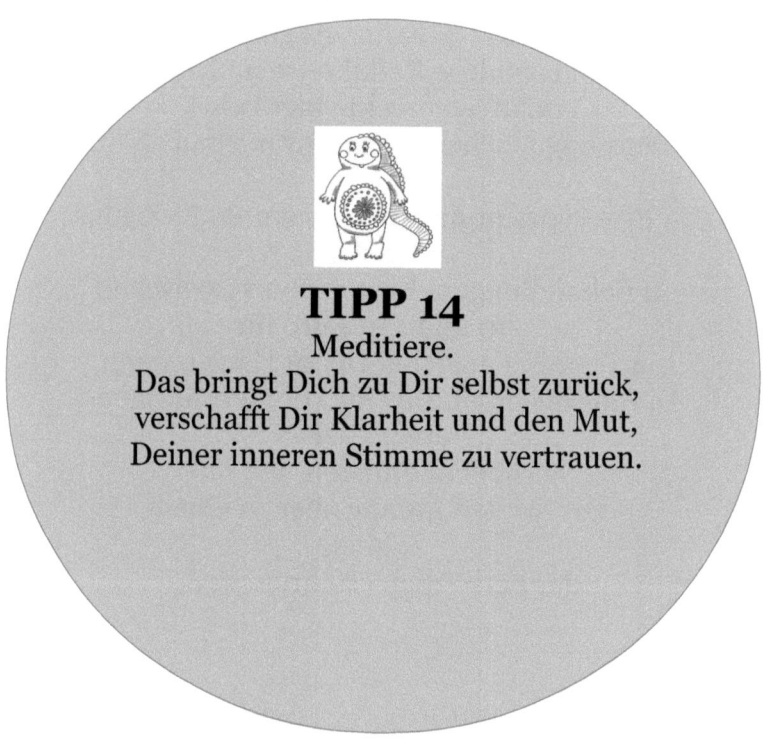

TIPP 14
Meditiere.
Das bringt Dich zu Dir selbst zurück,
verschafft Dir Klarheit und den Mut,
Deiner inneren Stimme zu vertrauen.

JA ich weiß...allein das Wort löst bei vielen schon Erpelpelle und ein Grinsen aus...aber Meditation MUSS nicht eine Stunde Räucherstäbchen, Klangschalen und orange Klamotten heißen. Es gibt unzählige Varianten...man muss nur probieren und seine finden und auch hier-ehrlich gesagt: Ich habe mit 1 min angefangen...heute kann ich schon wieder 20 Sitzen und merke gar nicht wie die Zeit vergeht, weil ich meinem Körper und meiner Seele heute erlaube selbst das Ende zu bestimmen. Die Meditation hat mich wieder ruhiger gemacht, zentrierter und klarer. Wobei diese Dinge auch auf YOGA zutreffen...heut hab ich sogar Lieblingsübungen speziell bei Erschöpfung, Konzentrationsmangel und Ängsten. Und das musste erst ein Burnout bringen, nach 16 Jahren Yogapraxis...tse tse tse...manchmal sieht man eben den Wald vor lauter Bäumen nicht.

TIPP 15

YOGA: Yoga wirkt nicht auf den Körper straffend sondern klärt den Geist und übt Konzentration, Yoga erfrischt u. entspannt. Wenn man als Mutter zu Hause bleiben muß, dann hier DVDs oder online-Yoga-Dienste hilfreich sein. Achte hier bitte auf den Fokus... Power Yoga ist da für den Anfang sicher nicht das Richtige. Oder Du probierst Dich mit den kostenlosenVideos im www. Allerdings gebe ich Dir mit auf den Weg, dass ich mich eher aufgerafft habe, wenn ich bereits Geld für einen Kurs ausgegeben hatte. Ein Kurs vor Ort hat auch den Vorteil, dass man mal raus kommt, anderes sieht und hört und gerade am Anfang von der Kursleitung während einer Übung in der Haltung korrigiert wird.

Viele Krankenkassen geben Zuschüsse zu solchen Kursen, aber man muss in Vorkasse gehen.

Wenn Yoga nun absolut nichts für Dich (übrigens gibt es sogar Yoga-Praktiken bei dem man auf einem Stuhl sitzt) ist und Du bei Meditation eher Ablehnung spürst dann probiere es statt dessen doch mal mit Bogenschießen! Ganz im ernst! Fokus,Konzentration, Meditation, Runterfahren...all das ist drin im Bogenschießen. Trotzdem wiederhole ich meine Bitte: Bleib offen und probier auch ein paar Wochen Yoga, am besten unter Anleitung und Meditation (für diese Anleitung hab ich noch einen Geheimtipp für Dich am Ende des Buches...pssst) ...in diesem Zusammenhang steht auch mein nächster Tipp.

Du hast ja sowieso schon festgestellt, dass Du so nicht mehr weiter machen kannst. Es ist in Deiner Situation dringend nötig zu entschleunigen...Deinen Alltag hast Du vielleicht an dieser Stelle schon überdacht, andere Strukturen ausprobiert, Dir Hilfe geholt, aaaaber innerlich fühlst Du Dich noch auf der Flucht...autogenes Training verbindest Du gedanklich mit langweiligem Rumliegen und das fühlt sich noch schlimmer an? Yoga ist Dir noch zu anstrengend? Dann probier doch mal Chi Gong

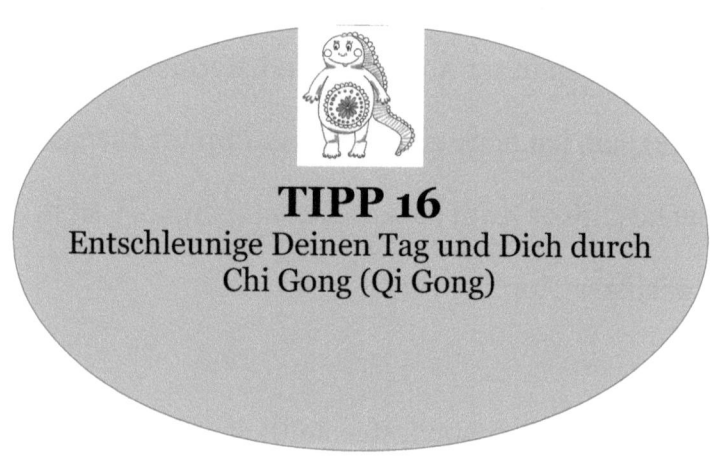

TIPP 16
Entschleunige Deinen Tag und Dich durch Chi Gong (Qi Gong)

Qi Gong ist eine Bewegungsmeditation und hat ihren Ursprung in der chinesischen Heil- und Kampfkunst. Die Übungen werden besonders langsam und bewusst ausgeführt, also eine Art Entschleunigung. Der Grundgedanke im Qi Gong ist es, die Selbstheilungskräfte zu stärken und schwächende Einflüsse abzuwenden. Probier es einmal aus. Die Auswirkungen sind z. B mehr Gelassenheit, Achtsamkeit, Wohlgefühl und man fühlt sich irgendwie wacher. Wer täglich diese Form der Bewegungsmeditation 20 min übt wird spüren, dass Grübeleien in den Hintergrund treten und Körper und Geist wieder zu einer Einheit verschmelzen, so dass man seine Mitte wieder findet.

Was für Yoga und Meditation gilt, gilt für die Atmung.

Atem ist Lebenskraft und ein Automatismus... Und weil das so ist kann ich bestätigen, Atmung kann JEDES Gefühl auslösen...ich MEINE JEDES. Und man hat die Atmung ja quasi immer dabei...also wenn es im Auto brenzlig wurde: Rechts ran und bestimmte Atemübungen gemacht, Notfalltropfen (das ist eine bestimmte Bachblütenmischung für Akut-Situationen auf die noch eingehe) genommen und ein Mudra (Fingeryoga, siehe weiter unten) gemacht.

Und wirklich: **Kaugummi kauen! Das entstresst tatsächlich!**

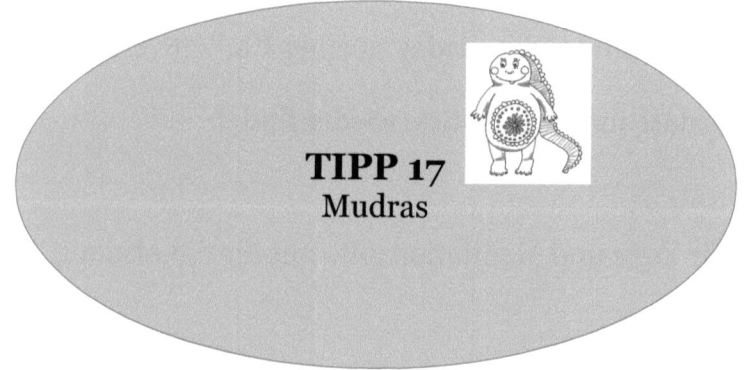

TIPP 17
Mudras

Mudra…Fingeryoga…auch ein heißer Tipp. Man braucht keine Utensilien…seine Hände hat man ja immer dabei…und es ist unauffällig und ungemein hilfreich. Komischerweise sind Mudras, gar nicht *so* bekannt…Mudra sind bestimmte Finger- und Handstellungen mit energetischer Wirkung, sogenanntes „Fingeryoga".

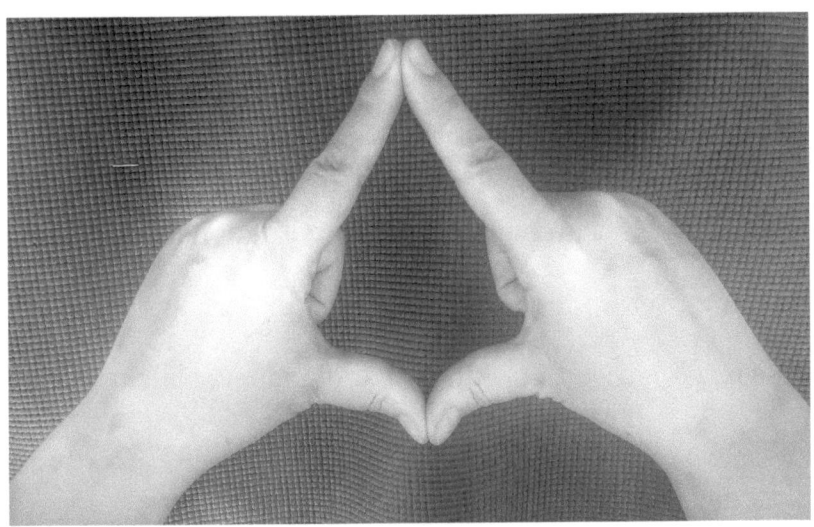

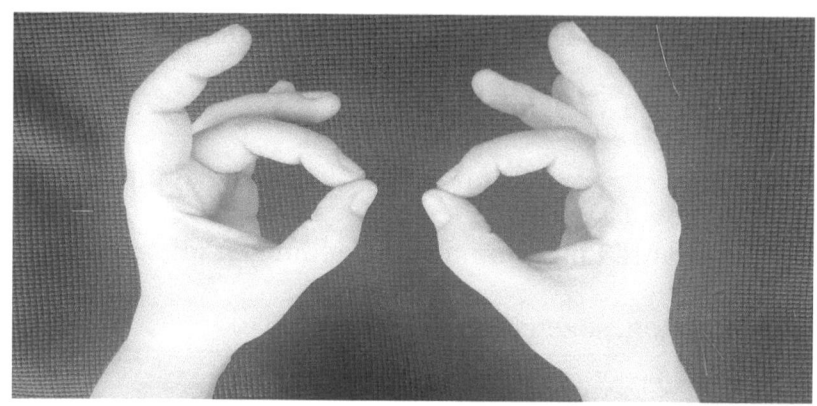

Wie schon erwähnt ist das Kurzprogramm im Auto für die Akut-Situation förderlich.

Doch wer will schon dauernd in Akutsituationen stecken? Um das zu verhindern, übe Dich doch in Atemgymnastik zu Hause. Das hat den Vorteil, dass du in einer solchen Akutsituation viel viel schneller wieder „runter kommst".

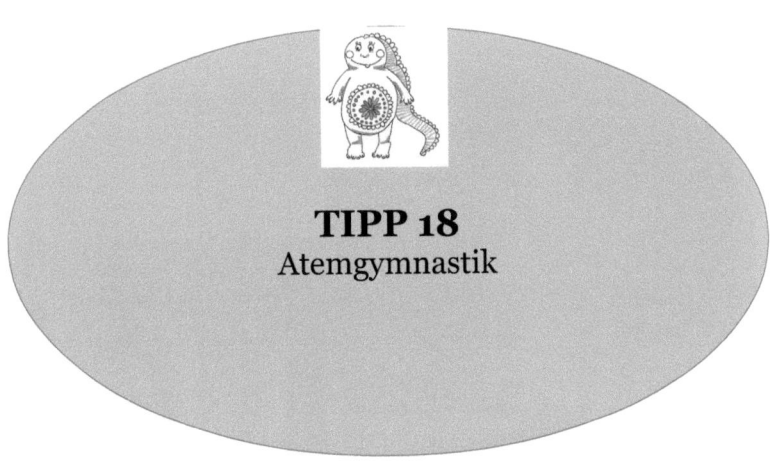

TIPP 18
Atemgymnastik

Hier ein paar Beispiele, die Du leicht zu Hause umsetzen kannst... auch mit Kind...

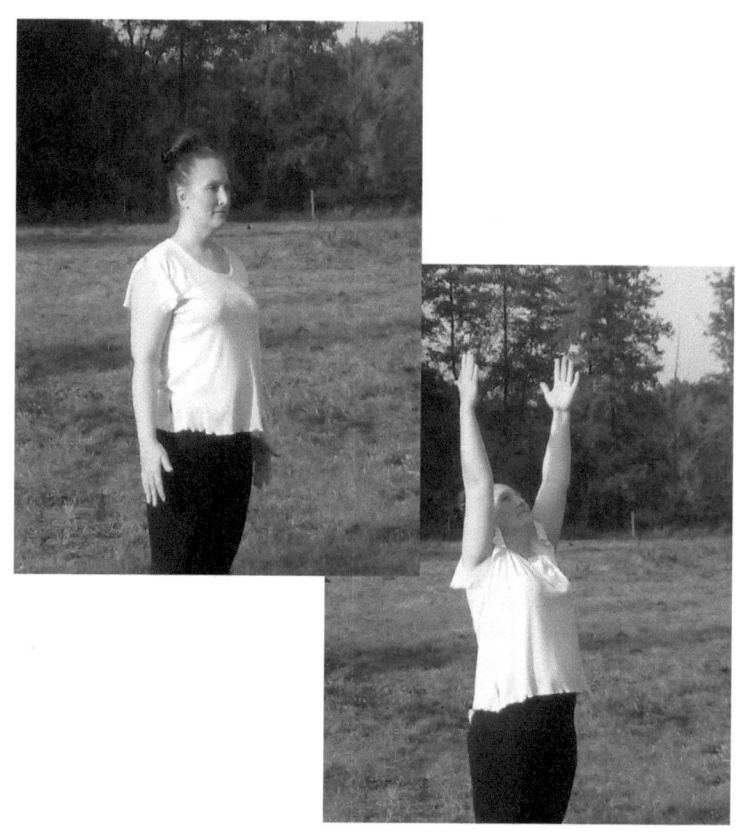

Einatmen - Arme nach vorn und dann nach oben strecken, noch ein bisschen mehr strecken, Position kurz halten und beim Ausatmen die Arme langsam in Deinem Atemrhythmus wieder nach unten gleiten lassen.

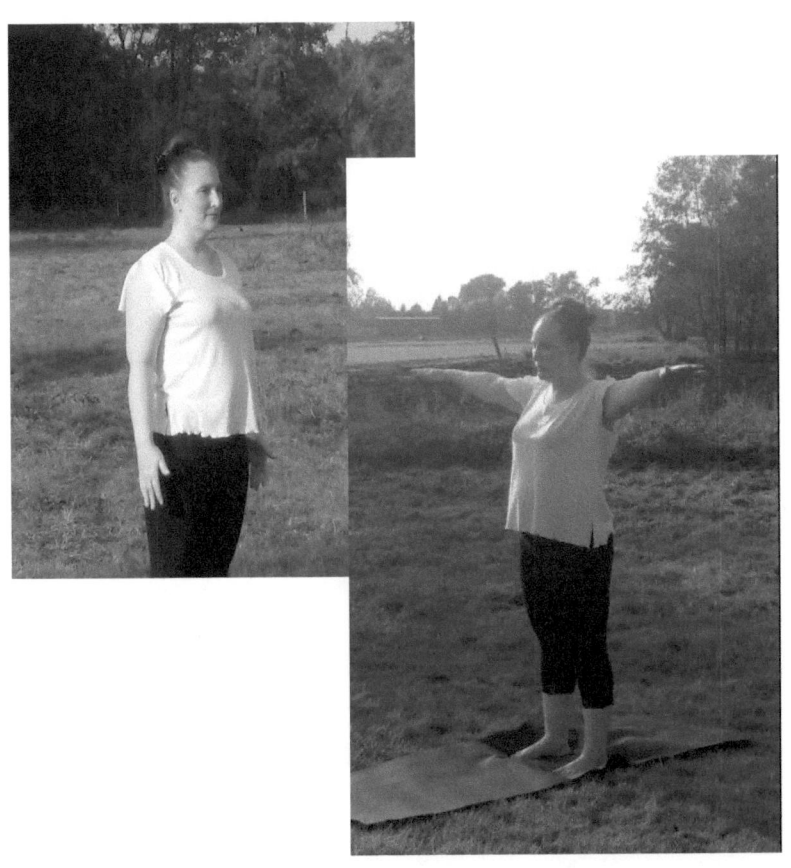

Mit dem nächsten Einatmen die Arme seitlich ausstrecken, die Handflächen zeigen zum Boden.

Beim Ausatmen die Arme langsam senken.

Bitte in Deinem eigenen Atemfluss üben.

Mit der nächsten Einatmung die Arme seitlich ausstrecken, Spannung kurz halten.

Mit der Ausatmung die Arme vor dem Körper über Kreuz zusammen bringen, als ob Du Dich selbst umarmst. Beim nächsten Einatmen lösen und in die Ausgangsposition zurück kommen.

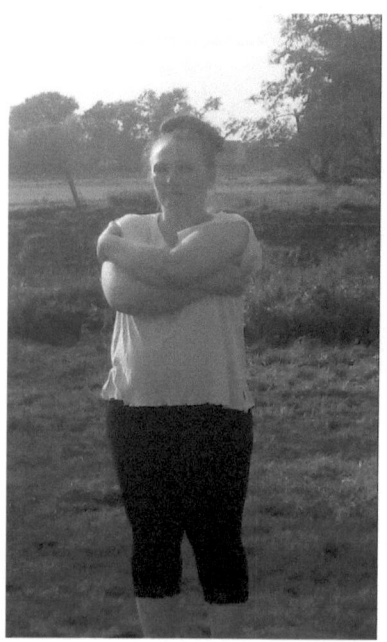
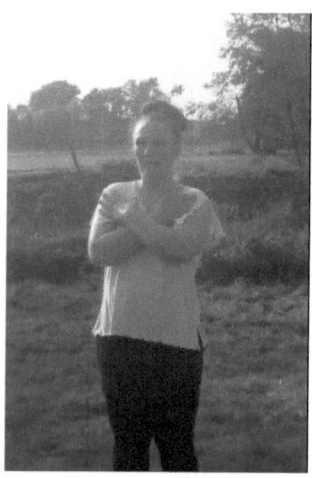

Ein weiterer Tipp der immer und überall anwendbar und besonders für Akutsituationen geeignet ist:

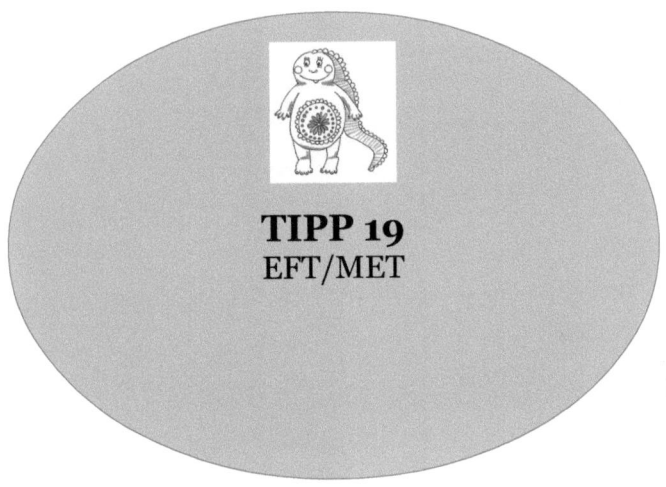

TIPP 19
EFT/MET

Mit den Fingern zwischen den Augenbrauen, an der Schläfe unter Nase und Kinn sowie am Schlüsselbein klopfen - wirkt beruhigend.

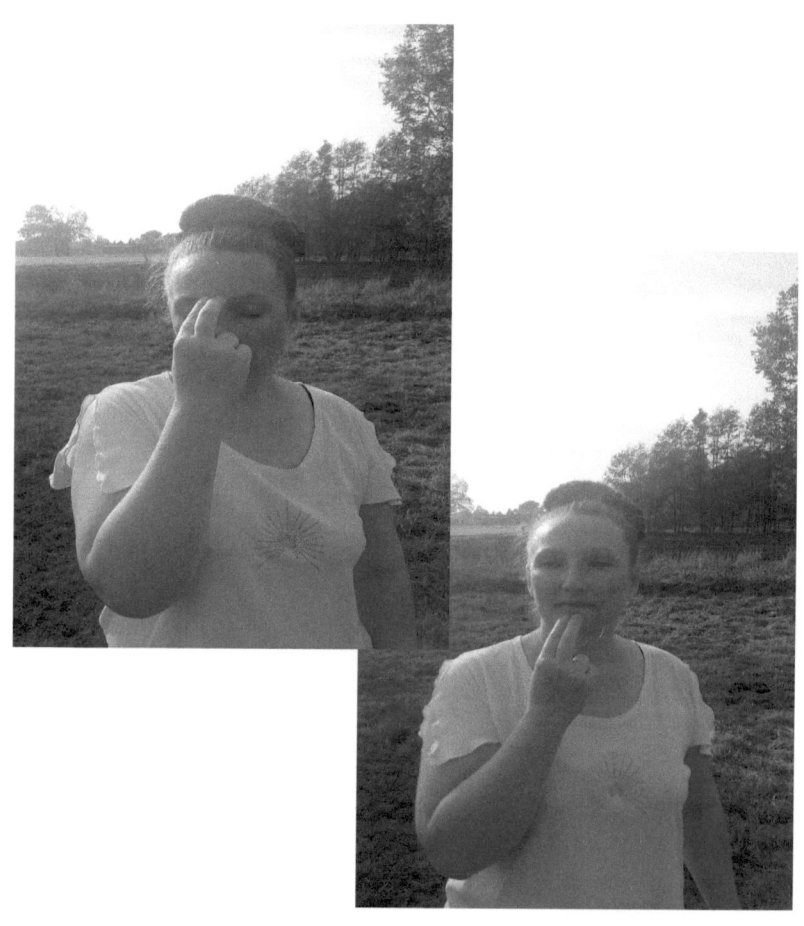

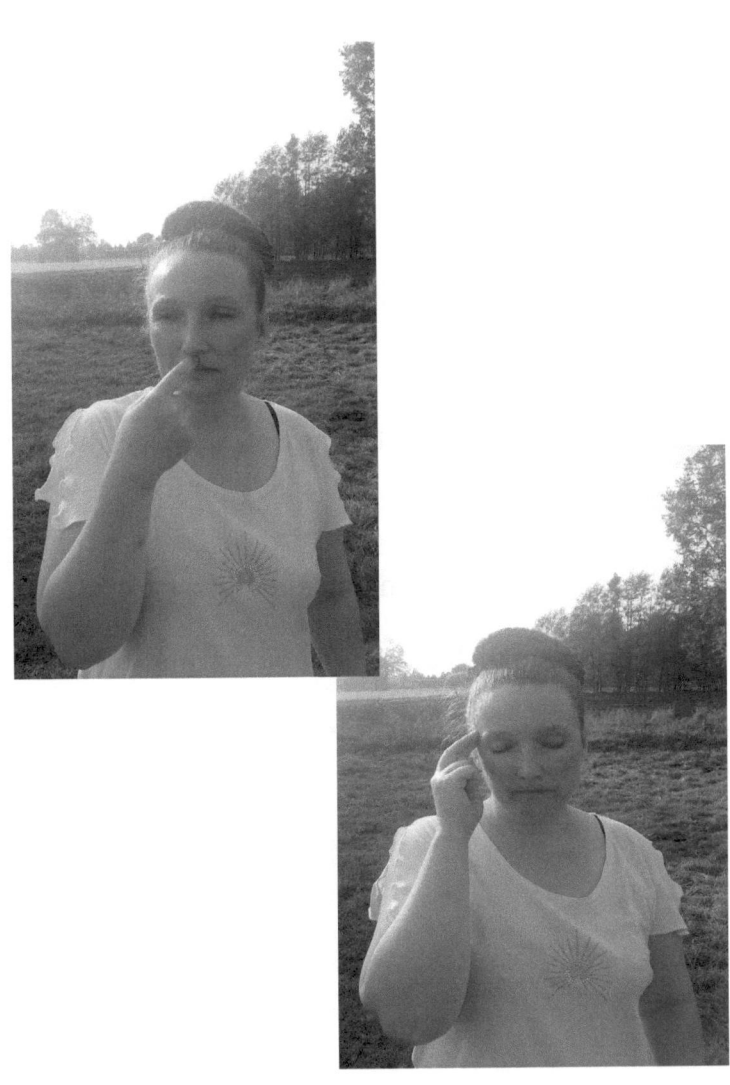

Ich möchte mich hier nicht in Herkunft und Geschichte des EFT verlieren, das kannst Du bei Interesse durch entsprechende Literatur nachlesen. Nur soviel: EFT und MET ist im Prinzip das Gleich. EFT kommt aus aus der energetischen Psychotherapie und hier aus den alternativen Therapiemethoden. Dr. Fred Gallo entwickelte das System zur raschen und nachhaltigen Linderung emotionaler und körperlicher Stress-Symptome.

Die Bandbreite der Einsatzmöglichkeiten ist groß, denn EFT kann grundsätzlich eine Harmonisierung des Energieflusses wieder herstellen und entsprechende Blockaden lösen.

SO geht's:

1. Schritt

Benenne Dein Thema, Deine Blockade, was hast Du gerade für eine Akut-Situation (geht auch für etwas, das nicht akut ist) und überlege Dir auf einer Skala von 0 bis 10

(0= ist nicht da, ist mir egal, berührt mich nicht) und 10 (schmerzt stark, starke Angst, stört mich furchtbar).

2. Schritt

Psychologische Umkehr. Also zum Beispiel: Auch wenn mich die Angst gerade furchtbar quält, liebe und akzeptiere ich mich voll und ganz.

Dabei berührst Du mit der li Hand einen auf der oberen rechten Seite der Brust befindlichen Punkt und massiert hier kreisend von innen außen. Du merkst, dass Du richtig liegst, wenn die Stelle ein bisschen unangenehm ist. Wiederhole Deinen Satz 3x während Du hier massierst.

3. Schritt

Jetzt kommt das eigentliche Klopfen.

Mit den Fingerspitzen eines oder zweier Finger klopf 6-8 Mal sanft jeden Punkt auf oben zu sehenden Fotos. Wiederhole dabei andauernd eine Kurzform des ursprünglich entworfenen Einstimmungssatzes, wie z. B. „lästige Angst".

4. Schritt

Zum Schluss kommt noch eine Sequenz, um die Ergebnisse in allen Bereichen des Gehirns zu verankern! Halte dazu den Kopf möglichst gerade und nun nicht bewegen! Schließ die Augen und werde ganz still, innen wie außen. Klopf nun mit zwei Fingern ununterbrochen auf den Gamut-Punkt einer Hand.

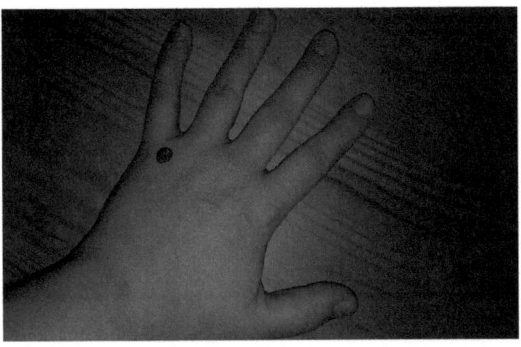

Jetzt erst die Augen wieder öffnen.
Schau nun nach links unten auf den Boden, danach rechts unten. Lass Deine Augen langsam im Uhrzeigersinn wandern und danach in die entgegen gesetzte Richtung.

So seltsam es klingt: Summe eine beliebige Melodie (albern, aber ich hab beim ersten Mal tatsächlich „Alle meine Entchen" gesummt, kann aber auch etwas frei Erfundenes sein), 6-8 Sekunden reichen. Nun zähle laut von 1 bis 5 und summe danach noch einmal die Melodie.Wenn Du das Ge fühl hast, wiederhole den Ablauf immer und immer wieder, bis es sich für Dich richtig, genug, anfühlt. Nach erfolgreichem Klopfen solltest Du Dich freier, leichter fühlen.

Es kann Dir sogar passieren, dass Du lachen mußt ohne wirklich zu wissen warum.

Klopfen (EFT/MET) kann nicht alle Probleme die man so hat verschwinden lassen, aber die Klopftechnik ist eine schnelle Hilfe zur Selbsthilfe im Alltag, um sich bei einer Panikattacke oder sonst einer emotionalen Stressreaktion Erleichterung zu verschaffen.

EFT ist unfaßbar einfach und unfaßbar erleichternd! Ich empfehle Dir wirklich, Dich da näher mit zu befassen...dafür teile ich mit Dir am Ende des Buches ein Geheimnis. An dieser Stelle hier, gebe ich nur ein „Appetithäppchen zum Ausprobieren und reinfühlen, ob es für Dich passen könnte...

Und nun stehst Du da vor Deinem Tagesgeschäft…gefühlt ist es so groß wie der Mount Everest, die To Do Liste ist länger als Dein Arm und Dir geht schon die Puste aus, bevor Du angefangen hast? Dann hab ich hier den nächsten Tipp für Dich. Aura-Soma-Pomander.

Pomander sind wässrige Essenzen, die ich in Kapitel 3 näher beschreibe. Sie sind einfach in der Anwendung: Man kann sie sich in die Aura einfächeln, also quasi einmal um den Körper herum wedeln, nachdem man den Pomander in den Handflächen verrieben hat oder wenn so etwas gerade nicht geht, tropfe ich mir den gewählten Pomander auf die Innenseite der Handgelenke, reibe sie aufeinander, halte mir die Hände kurz vor das Gesicht und atme tief ein.

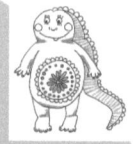

TIPP 20

Aura-Soma-Pomander
Ich nehme an, dass Du davon noch nichts
gehört hast. Dann kannst Du im Kapitel 3
dazu nachlesen
oder Dir etwas aus der
Literaturliste im Kapitel 4 ausssuchen.
Als Empfehlung bei Erschöpfung
auf allen Ebenen hat sich
bei mir der tiefmagenta farbene Pomander
bewährt-er stellt Dich wieder auf die Füße.
Bezieht Dein Erschöpfungsmoment sich auf
Den Körper, dann den roten oder dunkelroten
Pomander verwenden und wenn
Du Dich schlicht überlastet fühlst, den weißen
Pomander. Eine aufkeimende Panikattacke kannst
Du mit dem saphirblauen Pomander kupieren
oder wenn es eher eine generelle, unbestimmte
Angst ist versuch es mit dem
Gelben. Wenn Du Dich verloren fühlst,
kann Dich der
violette Pomander unterstützen.

Die oben erwähnten Listen, rauben einem sowieso im Alltag jeden Rest von Kraft, daher hier der nächste Tipp:

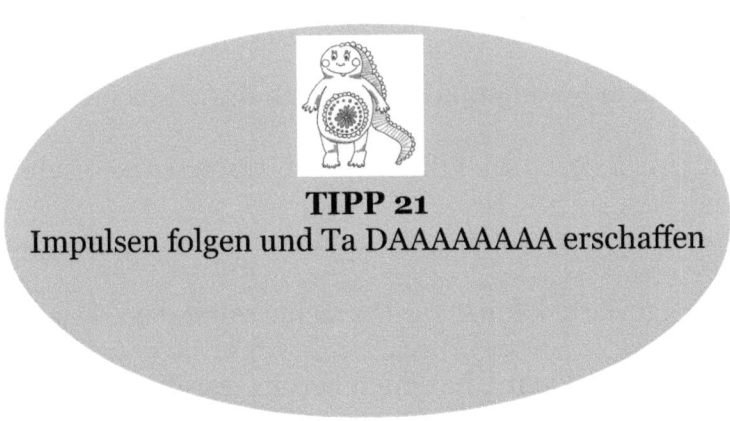

TIPP 21
Impulsen folgen und Ta DAAAAAAAA erschaffen

Klingt banal hat aber Kraft.

Impulsen zu folgen…keine To Do Listen anzulegen befreit ungemein!

Immer wieder der gut gemeinte Rat „mach dir doch ne Liste" Prima-und die Liste ist so lang wie mein Arm und kaum hab ich was abhakt, sind zwei neue Dinge dazu gekommen. Nee-nichts für mich. Meine Erfahrung zeigt: Im Burnout steckend machen einen To Do Listen wirklich nur noch irre, weil der Fokus auf dem liegt, was man nicht geschafft hat, also auf den Punkten, die abends kein Häkchen bekommen haben und schon ist der morgige Tag sichtbar anstrengend im Kalender zu sehen...denn ich hab immer das was nicht gelaufen ist bereits auf die Liste für morgen geschrieben. Dass das schier Endlosigkeit und damit auch Ausweglosigkeit suggerierte kannst Du Dir sicher vorstellen. Darauf, wie ich das ändern kann, hat mich bereits erwähnte Franziska Schellenberg gebracht und ich habe es einfach versucht:

Anfangs bin ich nur Impulsen gefolgt und erst sah es so aus, als ob ich nie was wirklich fertig kriege...aber das wird...und wenn ich einen Tag erwische, an dem ich mir unbedingt was aufschreiben MUSS, dann nehme ich mir nur eine einzige Sache **konkret** vor. Also nicht Küche aufräumen sondern Spülmaschine ausräumen und dann schreib ich in meinen Kalender unter dem heutigen Datum keine To Do Liste sondern: Spülmaschine ausgeräumt. PUNKT. Und so wird aus einer To do Liste eine Ta DAAAA liste...weil der Fokus auf dem liegt, was geklappt hat. Und Erfolge sind der Wegbereiter...aus dem Burnout. Ta DAAAA! Klingt doch viel motivierender als To Do. Ta DAAAA hört sich nach Erfolg an...To Do nach einem Berg von Arbeit, für die mir eh die Kraft fehlt...also nicht noch mehr runter ziehen lassen....Schreib auf: TA DAAAA und nicht To do...

TA DAAA statt To Do hilft einem aber nun nicht über die massive vorhandene gefühlte körperliche Erschöpfung hin weg, die so groß ist, dass es ja gar nicht erst zum Ta Da Erlebnis kommen kann.

Tatsache ist, dauerhafte langfristige Überbeanspruchung verbraucht mehr Mineralien und Vitamine, als wir mit Biokost zu uns nehmen könnten. Aus diesem vorhanden Defizit muss man also erst einmal raus. Mir hat Folgendes geholfen und ist deshalb

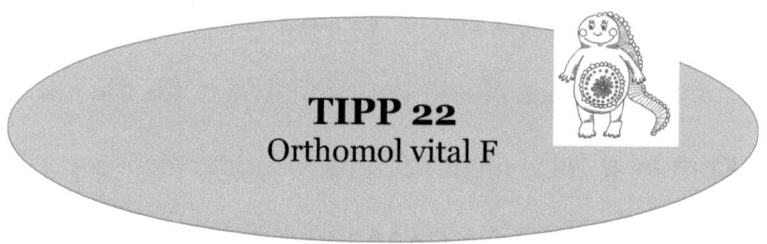

TIPP 22
Orthomol vital F

Ja, das fällt nun unter Werbung-und ich krieg da noch nicht mal was dafür.

Orthomol vital F ist orthomolekulare Medizin, also schon Nahrungsergänzung.

Die spezielle Kombination mit Mikronährstoffen und auf den weiblichen Organismus abgestimmt (deshalb das F für female oder feminin) ist unschlagbar! Kurz ein paar Worte dazu:

Burnout ist die Folge von negativem Stress. Negativer Stress verbraucht bestimmte Nährstoffe in ungleich höherem Maße, wie wir uns vorstellen können und diese Mengen sind auch nicht mit der besten Ernährung aufzufüllen. Gleichwohl fehlt es dann aber genau an DEN Sachen, die maßgeblich an einem ausgeglichenen und streßresistenten Gemüt beteiligt sind. Die Forscher und Ärzte der Orthomolgruppe bieten dazu auch kostenlose telefonische Beratung und Infos an, wenn man das möchte.

Auf jeden Fall aber vor dem Verzehr Arzt und Apotheker zu Rate ziehen!

Orthomol Vital F gibt es als Trinkfläschchen, Pulver zum Auflösen oder in Tablettenform ((8 verschiedene Tabletten in einer Tüte) und täglich ist eine Dosis zu nehmen. Mein Favorit sind die Trinkfläschchen. Schmecken wie eingedickter Multivitaminsaft...nur etwas saurer.

Allerdings ist Orthomol auch recht kostspielig. Eine Monatspackung kostet rund 50 Euro...und die ersten 5 Monate hab ich das durchgängig genommen. Heute nur noch 1 Woche pro Monat. Die Wirkung an mir war -entschuldigung- wie eine Silvesterrakete im Hintern...innerhalb von 14 Tagen merkte ich erste Anzeichen von "aufwärts"-allerdings in Verbindung mit den anderen Tipps, die Du hier schon gelesen hast. Auch mein Schlaf hat sich darunter qualitativ verbessert. Das ist die Wirkung der u.a. enthaltenen B-Vitamine und der Omega 3-Fettsäuren.

Es gibt auch Konkurrenzpräparate...etwas günstiger...aber nicht halb so wirkungsvoll und Ernährung ist trotzdem auch wichtiger Faktor. Und ehrlich: Es gab Zeiten, da war es mir schon zuviel ein Brot zu schmieren....trotzdem rate ich von speziellen Diäten, egal auf welcher Grundlage, ab. Die Konzentration und Kraft die Körper und Seele in dieser Zeit für eine besondere Ernährung (-sumstellung) brauchen, ist erst einmal einfach nicht da. Ich kenne Zeiten, da hatte ich schon Herzklopfen bei dem Gedanken nur Katzenfutter kaufen zu müssen...also Essen.

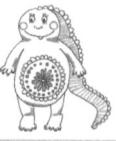

TIPP 23
Essen, vor allem DAS was MIR schmeckt.

Da mag das Schatzi schön gekocht haben...wenn meine Nase, mein Selbst, mir grad zuflüstern..."nö. ich kann nicht." überprüfe ich das mit 2 oder 3 Bissen und vertrau mir und hör wieder auf. Das kann eine halbe Stunde später schon ganz anders aussehen. Und wenn ich statt Salat mit Hähnchenbruststreifen lieber Macadamianuß-Eis mag, dass ess ich das auch...Essen ist auch eine Form von Lebensfreude und Lebensfreude ist die Schwester von Lebenskraft. Kommt die Lebensfreude...kommst Du in Deine Kraft und DANN kannst Du Dir immer noch Gedanken machen um eine Ernährungsumstellung u.ä. Trotzdem gebe ich Dir an dieser Stelle noch meine persönlichen Empfehlungen dazu mit.

Wenn also das morgendliche Toast oder Graubrot immer mehr wird im Mund und man schon anfängt zu frieren, obwohl es sonnige Temperaturen da draußen hat:

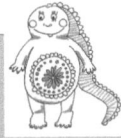

TIPP 24
Dinkel- oder Buchweizen-Brei (der wäre warm),
Zimt, Sahne,
Tee statt Kaffee oder
auch einen Frischkornbrei
(nach Bruker, der ist allerdings dann kalt)

Erschöpfung bringt mit sich, dass ich schneller friere...der Körper braucht aber irgendwas womit er arbeiten kann, damit die innere Heizung läuft.

Bei mir hilft: 4 EL Dinkelflocken (ich bin durch Lektüre der Hildegard von Bingen-Philosophie auf Dinkel gekommen) mit kochendem Wasser überbrühen, 1 schwacher Löffel Kakaopulver (das Schoki glücklich macht ist ja nun wirklich kein Geheimnis), Honig nach Geschmack uuuuund flüssige Sahne drüber gießen...umrühren-genießen. Oder auch ohne Schoki, dafür mit Rosinen, wer das mag... Dazu einen Rooibush Chai Tee und ich bin mit einem warmen Frühstück gestartet, was nach ayurvedischen und chinesischen Gesichtspunkten eh viel besser ist. Mir verschafft dieses Frühstück ein wohliges Bauchgefühl. Wer an den Chai Geschmack nicht ran kann und den morgendlichen Kaffe-Kick vermisst, versuche doch mal Matcha Tee oder grünen Tee (also da bitte auf lose und gute Qualität achten, sonst schmeckts wie bitteres Heu). Ansonsten krieg ich alle Zutaten hier auf dem Land in unserer Drogerie für kleines Geld.

In dem Zusammenhang gleich noch den letzten Tipp dieses Buches

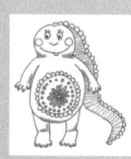

TIPP 25

Nervenkekse nach Hildegard von Bingen
selber backen und essen. Es gibt einen einschlägigen
Versand für eine Tüte voll entsprechend
gemischten Pulvern und Kräutern
und man muss selbst nur noch DINKELmehl
und Wasser zufügen und rühren, formen
(ich mach einfach eine Rolle
und schneide Scheiben runter, Du kannst sie aber
Auch prima ausstechen, backen. Sie schmecken,
beruhigen, durchwärmen und durchlichten!
Einen Hinweis auf eine Bezugsquelle findest
Du nach den Literaturempfehlungen,
aber es gibt sicher auch noch andere Quellen
und Rezepte im Internet.

Wenn Du Dich etwas besser fühlst lohnt sich in jedem Fall eine ayurvedische Ernährungsberatung. Ich kann aus Erfahrung sagen: Klingt kompliziert und ist es ÜBERHAUPT NICHT...damit Du eine ähnliche Erfahrung machen kannst, teile ich mein Ernährungsgeheimnis am Ende des Buches mit Dir!

SO. Nun hast Du meine 25 favorisierte Sofort-Tipps gelesen und ich hoffe, Du fühlst Dich inspiriert.
Inspiriert nicht aufzugeben, Dir Zeit zu nehmen, geduldig mit Dir zu sein auf Deinem Weg. Auch wenn es sich an manchen Tagen nicht so anfühlt: Du bist auf dem Weg in ein neues, besseres Leben-Durchhalten ist die Parole und etwas mehr Gelassenheit, wenn es ein paar Tage mal nicht sooo gut läuft. Es hat seinen Grund. Vielleicht sollst Du

dann noch mehr Pause machen oder Dich mit etwas ganz anderem beschäftigen, um Deinen Fokus wieder auf etwas anderes zu lenken als auf Krankheit oder „Klappt nicht".

Ich wünsche Dir jeden Tag ein Erfolgserlebnis-und sei es noch so klein. Ich weiß, Du wirst jeden Tag DEINES finden können...halt die Augen und Dein Herz offen!

Wer mag, für jetzt oder später, kann nun im Folgenden noch mehr Informationen dazu bekommen, wie und womit es bei mir weiterging damit aus dem BurnOut ein BurnIN wurde und ich nicht mehr ausgebrannt sondern ausgefüllt wurde.

Denn alles was Du hier liest, hab ich selbst erlebt und ausprobiert. Auf geht´s.

Kapitel 3 - Bis hier her-und noch viel weiter...

Nun bist Du mit der Umsetzung der Tipps und hoffentlich viel Zeit und Geduld mit Dir dabei, Dich neu aufzustellen und Dein Leben neu zu überdenken.

Um Dich dabei zu unterstützen folgen hier einige Ideen, um Deinen Burnout in einen BurnIN zu verwandeln. Schon mal probiert

- Eine Stunde in einer Salzgrotte? Gibt's schon in jeder Kleinstadt und geht auch prima mit Kind.
- Kosmetik Termin ausmachen
- Auch ohne Schneiden: Friseur! Die Kopfmassage ist himmlisch!

- Massage-Termin
- Kräuterstempel Termin...meist in Thai-Massage-Salons...und NEIN das hat nix Verruchtes
- Meditatives Malen, ich bin zB. Ein Fan von Zendala´s und Zentangle und falls Du ein Kind hast, es gibt auch solche Kindermalbücher
- Barfuß am Strand (muß ja nicht DIE See sein, ein Strand am See oder Fluß ist auch schön
- Auf Fotosafari gehen, auch mit Kind! Ein Fotobuch anlegen.
- Reiseberichte, Reiseführer, Bildbände aus der Bücherei entleihen und sich an unbekannte Orte träumen
- In der Badewanne liegen und Eisessen

- Zur Maniküre gehen
- Zur Pediküre gehen
- 2 Stunden einen Babysitter pro Woche buchen (hab ich über die Familienbildungsstätte gemacht, die geben dort Kurse und das gibt Dir etwas Sicherheit, einen „ausgebildeten und zertifizierten" Babysitter gesucht zu haben. Ich habe 3 Bewerbungsgespräche geführt und mir dann eine junge Frau ausgesucht. Hat prima geklappt.)
- Eine Anzeige im Stadtmagazin oder bei Facebook schalten in der Du Mamas suchst, die auch gern mal ihr Kind für 2 Stunden abgeben möchten…gleich und gleich gesellt sich gern…und hilft-das nennt man auch netzwerken

- Eine Klangmassage buchen
- Affirmationen, wenn es Dir selbst schwer fällt etwas für Dich passendes zu formulieren, dann greif auf ein Buch zurück (siehe „was sich für mich zu lesen lohnt")
- Und gaaanz wichtig: Leg Dir eine Sammlung mit Deinen Seelen-DVDs zu!! Es gibt Filme, die schaust Du immer wieder. Vielleicht, weil sie Dich zum Lachen bringen oder zum Weinen oder zum Träumen oder weil Du Dich in den Hauptfiguren wieder erkennst...das sind Seelen-Filme! So etwas tut soooooooooo gut! Ich habe schon eine ganz stattliche Sammlung und wenn ich gefragt werde, womit man mir eine Freude machen kann, kommt meist

- eine Liste aus meiner Tasche...mit noch mehr Filmen. Anregung gefällig?

Die göttlichen Geheimnisse der YaYa Schwestern, Doris-Day-Filme, Die Bienenhüterin, Grüne Tomaten, Eat Pray Love, Sex an the City, Zauberhafte Schwestern...hach es gibt soooo viele...finde DEINE Seelenfilme!

Ergänze hier DEINE Ideen für DICH. Es ist nicht wichtig, ob Du sie dann auch gleich Wirklichkeit werden läßt oder später oder gar nicht, weil das Leben eben immer in Bewegung ist. Es ist wichtig, Ideen aufzuschreiben um sich an den Möglichkeiten zu freuen und darauf zurück greifen zu können...denn wenn Du es brauchst, fällt es Dir garantiert nicht ein...

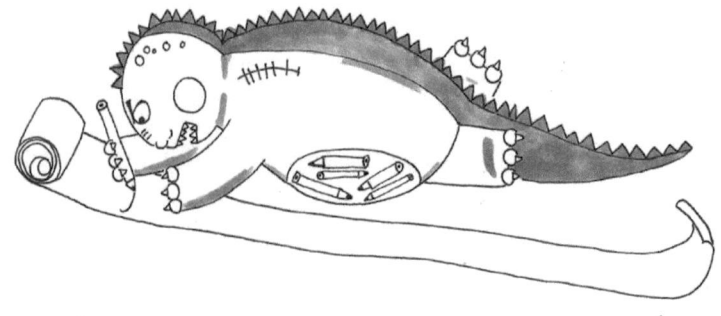

Kapitel 4 – Erläuterungen

Nun ein paar ausführlichere Erklärungen zu dem einen oder anderen Tip:

Bachblüten

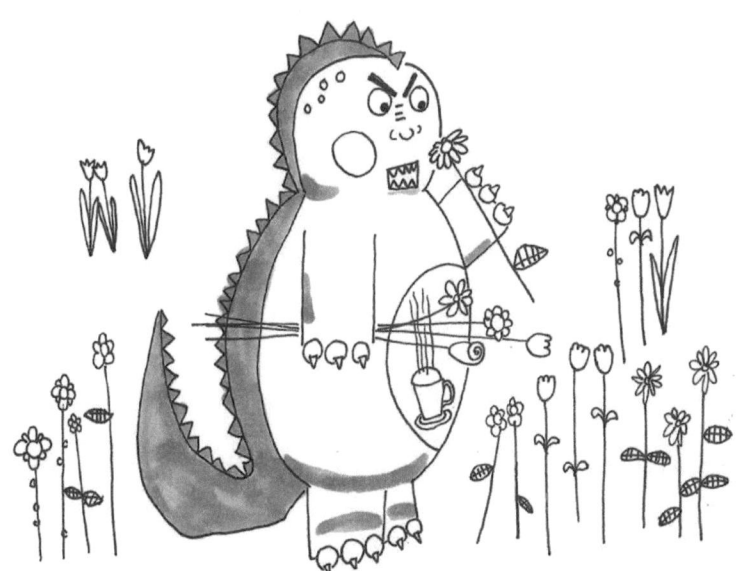

Vermutlich hast Du irgendwann schon einmal von den Bach-Blüten gehört. In aller Munde sind am ehesten die sogenannten „Notfall-Tropfen".

Vielleicht kannst Du Dir aber auch so gar nix, darunter vorstellen?

Dann räum ich hier mal ein paar Fragezeichen aus dem Weg:

Diese 38 verschiedenen Blüten haben erst mal nichts mit einem Bach im Sinne von Fluss zu tun. Sie sind nach ihrem Entdecker dem englischen Arzt, Dr. Edward Bach (1886-1936) benannt und schon seit über 85 Jahren zu einem bedeutenden Gebiet ganzheitlicher Gesundheitsförderung, Erhaltung und Seelenpflege geworden.

Dr. Bach entdeckte, dass wild wachsende Pflanzen der Na

tur die Kraft in sich bergen, bestimmte Verhaltens- und Denkmuster positiv zu beeinflussen. Ähnlich wie bei der Homöopathie entwickelte er eine Methode diese Blüten aufzubereiten und den Menschen auf der feinstofflichen Ebene zugänglich zu machen. Ich meine hier eine Art Schwingung, energetische Informationen, die in der entsprechenden Blütenessens enthalten sind und die die Lebenskraft wieder frei fließen lassen können.

Ruhe und Klarheit können sich so langsam wieder einstellen und lernt nicht nur sich mit seinen Problemen und Blockaden auseinanderzusetzen sondern auch selbst eine Lösung zu finden.

Wie schon erwähnt spreche hier von Energien. Somit sind Bachblüten zwar keine Wirkstoffextrakte im pharmazeuti schen Sinne, aber sie verschaffen uns Zugang zu unserem tieferen Selbst und der Anbindung an unsere innere Quelle.

Bachblüten helfen bisher unentdeckte Potentiale frei zu legen und zu aktivieren und dienen der Selbsthilfe und der Selbsterkenntnis und harmonisieren so Körper, Geist und Seele ganzheitlich.

Bach-Blüten sind kein Arzneimittel und auch kein Ersatz für irgendeine vom Arzt verordnete Medizin! Sie vertragen sich allerdings mit allem und stellen so eine wichtige Ergänzung und Unterstützung in vielerlei Hinsicht dar. Sie sind hiflreich für Mensch und Tier jeden Alters egal ob Baby, Kindergarten- oder Schulkind, Jugendlicher, Erwachsener oder Oma und auch für jedes Tier und jede Pflanze.

Ähnlich wie Mikao Usui, der Begründer des Reiki, war es auch der Wunsch Dr. Edward Bachs, seine Blütentherapie allen Menschen zugänglich zu machen, quasi als "seelische Hausapotheke", um so selbst Krankheiten vorbeugen zu können. Dein Burnout hat Dir ja nun die Seele als Ursache für körperliche Beschwerden gezeigt.

Unser Leben wird von sehr vielen äußeren und inneren Faktoren beeinflusst, viele Reize stören unser inneres Gleichgewicht. Es sind nicht nur Erwachsene von der Reizüberflutung betroffen. Auch Kinder leiden unter dem Leistungsdruck in der Schule, unter Krisen in der Familie (z.B. Arbeitslosigkeit, Trennung der Eltern) oder sind durch Fernsehen, Computer und andere Medien oft überfordert und reagieren mit Verhaltensauffälligkeiten und -störun gen, die bis hin zu körperlichen und / oder seelischen Erkrankungen (hier gerade Dein Burnout) führen können. Hier setzen nun die Bachblüten an.

Mit der richtigen Blütenmischung bist Du in der Lage, wieder in Dein seelisches Gleichgewicht zu kommen und damit einen Weg aus Deinem Burnout zu finden. Daher müssen diese Mischungen deshalb genau auf DICH abgestimmt sein!

Mit einer **Ausnahme**:

Die **Notfalltropfen**. Darauf gehe ich weiter unten mehr ein.

Bachblüten sind in akuten Lebenssituationen, zB Erschöpfung (die verschieden geartet sein kann) oder Stress aber auch für länger anhaltende oder schon länger bestehende Zustände (Konstitutionszustände) wie z.B. mangelndes Selbstbewusstsein oder mangelnder Selbstwert, Unruhe, Angst, etc. anwendbar.

Wie schon erwähnt ist es für eine dauerhafte erfolgreiche Anwendung wichtig, DEINE persönliche Mischung zu finden, die sich im Laufe der Zeit mit Deiner Entwicklung auch verändert. Trotzdem möchte ich darauf hinweisen, wie wichtig es ist Dir wenigstens die o. g. Notfalltropfen anzuschaffen.

Was sind Rescue- oder Notfalltropfen?

Diese Tropfen sind die einzige allgemeine Mischung, also ein Kombinationspräparat, welches Dr. Bach selbst entwickelt hat.

Die Notfalltropfen dienen als Erste-Hilfe-Maßnahme zur Wiederherstellung des seelischen Gleichgewichts-egal ob bei Mensch, Tier oder Pflanze.

Die SOS Tropfen werden in ALLEN seelischen Notfall- oder Ausnahmesituationen gegeben-egal ob es sich um einen umgeknickten Fuß, einen Unfall oder um einen Partnerschaftsstreit handelt. Sie erleichtern z.B. eine nachfolgende medizinische Behandlung durch die herbeigeführte seelische Harmonisierung.

Wichtig: Rescue, also die SOS oder Nofalltropfen sind eine unspezifische Sofortmaßnahme und KEI

NE individuelle persönlich abgestimmte Bach-Blüten-Therapie und damit nicht als „Ersatz" gedacht.

Es gibt sie übrigens zur lokalen Anwendung auch als Salbe oder als Bonbons in jeder Apotheke für kleines Geld.

Es gibt natürlich auch ähnliche Blütenessenzen. Als wirkungsvoll kann ich hier noch die **Gabriel-Essenze**n empfehlen. Sie sind übersichtlicher und werden in der Regel nicht aus mehreren Essenzen gemischt sondern man bekommt eine und dann später eine Folge-Essenz. Eine Beratungsadresse findest du in der Literaturliste.

Ernährung

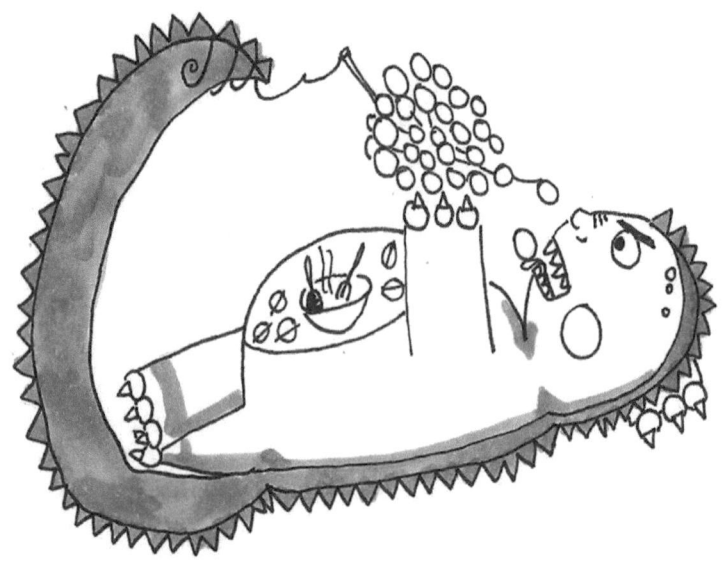

Ich bin zwar durchaus für gesunde Ernährung, doch eine komplette Ernährungsumstellung ist gerade anfangs nicht leicht und erfordert Geduld, Konzentration und Nerven...im

Moment sind das sicher die Dinge, die Du am wenigstens hast. Wenn Du trotzdem vielleicht nur an einigen Stellen Deiner Ernährung etwas ändern willst, könnten Dir diese Nahrungsmittel helfen:

Was die Nerven stärkt sind

Buchweizen (er ist gar kein Getreide, gehört wie Rhababer zu den Knöterichgewächsen und schmeckt fein-nussig) Neben komplexen Kohlehydraten liefert er knapp 10% Eiweiß, viel Lysin und Tryptophan-alle samt wichtige Bausteine für klares Denken und guten Schlaf. Außerdem enthält er viel B-Vitamin für starke Nerven und ist glutenfrei. Allerdings ist er vor der Verarbeitung mit heißem Wasser zu wa schen, denn in den Randschichten steckt der rote Farbstoff Fagopyrin, der bei empfindlichen Menschen zu Hautirritationen führen kann. Entsteht also beim Kochen ein rötlicher Schaum, bitte einfach abschöpfen.

Dinkel

Dinkel ist eine Urform des Weizens, der lange Zeit in Vergessenheit geraten war. Viele lieben ihn heute, wegen seines aromatisch-nussigen Geschmacks.

Dinkel holt sich sogar aus steinigem Boden, also quasi aus Urgestein, wertvolle Mineralstoffe, ganz besonders das Antistress-Mineral Magnesium, Zink für die Immunkraft, gute Laune und gesunde Haut.

Dinkel war das Lieblingsgetreide der schon legendären Benediktiner-Äbtissin Hildegard von Bingen. Ihren Beobachtungen zu folge ist Dinkel das einzige Getreide, das den gesunden und kranken Menschen ohne jegliche Nebenwirkung helfen kann.

Sprossen

Vielleicht eine Anregung, gerade wenn noch kleinere Kinder im Haus sind: Sprossensamen gibt es in Reformhäusern und Bioläden schon in kleinen Mengen. Gemeinsam die Sprossen waschen und täglich wässern und beim Keimen zu schauen ist für die Kleinsten spannend. Und dann kommt der große Tag des Essens: Auf Brot, im Salat und sogar auf

Pizza...es gibt verschiedene Sorten Sprossen von scharf bis mild. Einfach mal ausprobieren.Sojasprossen zB sorgen für Ausgeglichenheit bei Stress.

Weizen

Einige werden innerlich aufjaulen...WEIZEN und denken an dickmachende Auszugsmehle. Der Vollkornweizen an sich ist gar nicht schlecht. Ganz im Gegenteil. Er ist reich an Zink, Magnesium, Pyridoxin, Vitamin E. WeizenKEIME enthalten besonders viele Vitalstoffe. In der Wirkung treffen die Vitamine mit dem „Anti-Stress-Mineral" Magnesium zusammen und schützt so gegen nervliche Überbelastung in dem das Gehirn und die Nervenzellen ausreichend mit Energie versorgt wird.

Walnüsse

Echte Energiepakte-aber mit viiiielen Kalorien. Allerdings ist ihr Eiweißgehalt vergleichbar mit einem Hühnerei und sie haben einen hohen Gehalt an Omega-3-Fettsäuren. Sie sind damit optimale Hirn- und Nervennahrung und fördern Genesung im Allgemeinen.

Weintrauben

Weintrauben enthalten vor allem Traubenzucker und zusätzlich noch fast alle B-Vitamine und Kohlehydrate sowie jede Menge sekundäre pflanzliche Antioxidantien. Weintrauben liefern Dir schnell Energie, wenn Du Dich ausgelaugt fühlst, unkonzentriert bist oder starker Stress an deinen Nerven nagt.

Sieh diese Aufzählung bitte als Anregung als Snacks für zwischendurch und berate Dich auch mit Deinem Arzt! Ergänze diese Liste mit eigenen Ideen und beschreibe, wie es Dir damit geht, damit Du darauf zurück greifen kannst.

Hier ist der Platz für Deine Notizen zur Ernährung

Schlaf

Kennst Du das?

Du fühlst Dich extrem erschöpft, bist missmutig und ungeduldig, ungeschickt, irgendwie wirr im Kopf, Gespräche sind anstrengend und Du kannst Dich schlecht konzentrieren.

Jupp...im Burnout kennt das wohl jeder Betroffene.

Erschöpfung resultierend aus Schlafmangel beeinträchtigt Dein Leben enorm! Leider wird Schlafmangel nicht so ernst genommen. Gerade aus diesem Grund habe ich im vorher gehenden Kapitel immer wieder gesagt **SCHLAF !**

Wissenschaftliche Studien haben ergeben, dass Schlafentzug ganz ähnliche Folgen haben kann wie denen des Alko holkonsums. Schon 4 Stunden Schlafentzug sind vergleichbar mit 5-6 Gläsern (amerikanischem) Bier. Eine Wachphase von 17 Stunden entspricht einem Blutalkoholwert von 0,5 Promille, sagt diese Studie. Eine durchwachte Nacht entspricht 0,8 Promille! Klingt nicht gut, oder?

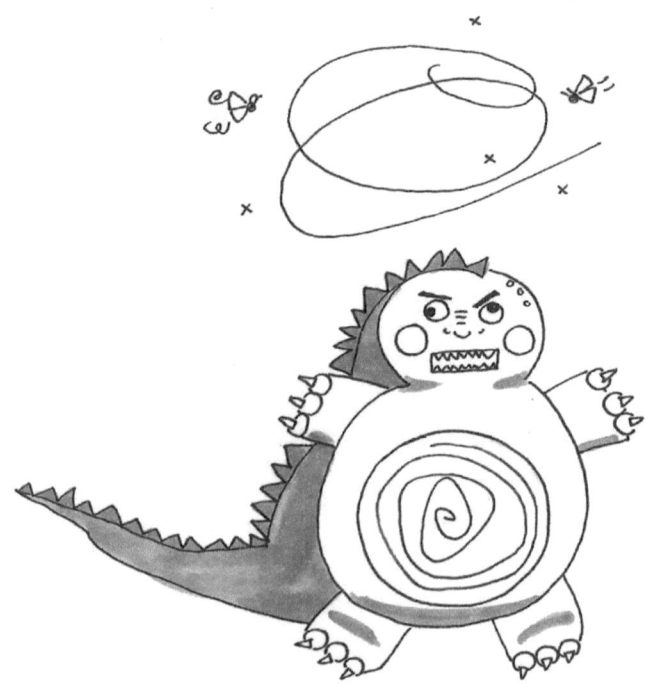

Vielleicht hilft Dir das in der Argumentation, wenn Du für Dich mehr Zeit einforderst oder eben (hoffentlich!) Dich immer wieder hinlegst und Dein Umfeld mahnend auf den Haushalt, die Kinder oder die Erfüllung von deren Bedürfnisse hin weißt.

Was kannst Du noch tun?
Wenn morgens der Wecker klingelt, bitte SOFORT aufstehen, auch wenn es schwer fällt. Lieber später noch mal ein Inemuri...was das ist? Ein, wie ich finde, schöneres Wort für „Power-Napping". Wenn ich „Power" höre, ist es mir schon zu anstrengend...
Inemuri hat für mich etwas lustiges und kleines und schönes...wie ein Wort aus einem Märchen.

Inemuri kommt aus dem Japanischen und bedeutet „anwesend sein und schlafen" und ist in Japan auch in Geschäftskreisen üblich. Japaner schlafen sogar in der Bahn...und verpassen ihre Station nicht, denn es eben nur ein Nickerchen dieses Inemuri, und damit ist der Schlaf so flach, dass man die Umgebung noch wahrnimmt...aber trotzdem ist Inemuri ungemein wohltuend.

Also, am besten den Wecker sowieso etwas lauter stellen und dann lieber sofort mit dem Weckerklingeln aufstehen und später noch mal ein Inemuri einschieben - wann immer es geht!

Und direkt nach dem Aufstehen etwas Wasser trinken. Ich persönlich bevorzuge warmes Wasser-zumindest zimmerwarm (meines steht auf einer Granderplatte, zum Energetisieren von Wasser uvm, siehe Bezugsquellen) aber natürlich habe ich Respekt vor der Fraktion, die ihrem Gedärm schon früh kaltes Wasser zumutet und direkt duschen geht...mich erfrischt das nicht sondern macht mich traurig...sanftes warmes Wasser aber, schafft mir eine innere Geborgenheit. Bitte probier aus, was Dir gut tut! Es gibt kein richtig oder falsch!

Ja, ich habe geschrieben ne Tiefkühlpizza oder Fischstäbchen tun es auch MAL...und das stimmt auch. Aber diese Art Nahrung macht eben auf Dauer müde. Allerdings gibt es wohl kaum ein Kind, das nicht auf Nudeln und Ketchup steht...und Nudeln kochen ist schnell gemacht. Wenn möglich greif also lieber zum Pasta-Gericht oder zum Vollkornbrot mit Quark, Obst und Rohkostschnipsel...sie halten

Dich auf Dauer wacher und so verzeiht Dein Körper Dir auch den Griff zur Pizza oder anderen schwereren Sachen an den weniger guten Tagen.

Auch Deinen Kaffeekonsum solltest Du im Hinblick auf Deinen Schlaf überdenken. Es ist ein Trugschluss, dass Koffein Dich durch den Tag bringt. Der Kick ist nur kurzfristig und leider entzieht Kaffee dem Körper wieder Wasser (in Italien bekommt man daher zu jedem Kaffeegetränk auf Kosten des Hauses ein Glas Wasser dazu). Versuchs mal mit grünem Tee oder einer Schorle mit grünem Tee und Apfelsaft. Es gibt tatsächlich auch Grünteesorten die schmecken, wenn man sich mit der Zubereitungsweise eingefuchst hat . Also: Das Wasser darf nicht mehr kochen und nicht heißer als 60° Grad sein. Bei mir, ich bin ja eher praktisch und hab mir kein Thermometer dafür zugelegt, heißt das: 750 ml heißes Wasser mit 250 ml kaltem Wasser auffüllen, den Tee rein und nicht länger als 90 SEKUNDEN ziehen lassen. Und bitte bitte...LOSEN Tee verwenden...das trennt geschmacklich Welten von den Beuteln...!

Noch ein Tipp für zwischendurch: Wild Tanzen-machen Kids gern mit- und sei es bei ganz Kleinen im Tragetuch (ja wirklich-ich spreche aus Erfahrung! Und der Tipp für Muttis mit den kleinsten Zwergen: Kangatraining!) Ich hab eine ganz alte CD mit Trommelmusik...dazu kann man wirklich gut abrocken! Du findest den Titel bei den Literaturempfehlungen. Oder greif zu Deiner Lieblingsmusik. Nun sind meine Kinder ja jetzt größer...aber ich habe schon früh aufgehört, hinter ihnen her zu räumen. Was sie in ihrem Zimmer machen ist mir egal…wer saubere Wäsche möchte, muss selbst dafür sorgen, dass die Schmutzige umgekrempelt im eigenen Wäschekorb liegt und vor die Zimmertür gestellt ist. Ich wasche und trockne und manchmal bügel ich auch und stelle dann die Wäsche in einem Korb vor das jeweilige Zimmer. Jeder hat bei uns seinen eigenen Wäschekorb…jeder auch in einer anderen Farbe. Warum das bei „Schlaf" steht? Weil Dir ein solches Vorgehen Zeit verschafft und Nerven schont…Zeit für ruhige Nerven, ruhige Nerven sind gut für einen erholsamen Schlaf.

Was sich etwas schwerer antrainieren lässt ist das „schau Dich um". Jeder ein Zimmer verlässt, das alle benutzen muss nach sehen, ob dort irgendetwas steht, was nicht in dieses Zimmer gehört und auf seinem Weg gleich mit nehmen...aber das braucht einige Ermahnungen bis es klappt. Doch WENN...dann verschafft Dir das auch wieder Zeit für ruhige Nerven!

Und Sockenmemory ist auch eine Erleichterung. ALLE Socken liegen sauber in einem Korb und jeder muss sich mit hinsetzen und die passenden Paare zusammen suchen und zusammenstecken...das können auch schon ganz Kleine!

Flüssigkeit

Wenn Du Dir vor Augen führst, dass Dein Körper zu über 2/3 aus Wasser besteht, fallen Dir mit Blick auf Deine persönliche Wasserzufuhr wohl möglich auch alle sieben Sünden ein...

-Flüssigkeitsmangel -

Der menschliche Körper besteht wie wir alle wissen zu zwei Drittel aus Wasser, dass sich inner- und außerhalb der Zellen und im Blutkreislauf befindet. Der Organismus braucht täglich eine ausreichende Menge Flüssigkeit, damit unser Wasserhaushalt ausgeglichen ist. Scheiden wir mehr Flüssigkeit aus, als wir aufnehmen, verliert unser Körper nicht nur wesentliche Salze und Nahrungsbausteine (die die Körperzellen brauchen, um ihre Funktion aufrecht zu erhalten) sondern das Blut wird gewissermaßen dicker und damit die Durchblutung schlechter, in der Folge sinkt der

Blutdruck. Nun erhält das Gehirn zu wenig Sauerstoff. Müdigkeit, Konzentrationsstörungen, Kopfschmerzen, Schwindelgefühle, stellen sich ein und unser Hautbild wird knittrig.

Bitte besprich mit Deinem Arzt DEINE ausreichende Trinkmenge, denn hier gibt es Unterschiede. Geeignete Getränke sind z. B. Mineralwasser, Saftschorle, Kräutertee.

Reiki

Das japanische Wort Reiki bezeichnet die allumfassende und alles durchdringende Lebensenergie. Es steht für eine alte Heilkunst, die durch den Japaner Mikao Usui in die Welt gebracht wurde.

Es gibt verschiedene Möglichkeiten diese Methode an Andere weiter zu geben: Durch das Handauflegen, Ausstrahlen oder mental.

Reiki ist keine Religionsgemeinschaft oder Sekte, keine Wunderdroge sondern eine Technik die es möglich macht, die Energie des Lebens die wir alle in uns tragen, ein Leben lang intensiv zu erhalten und weiterzugeben.

Reiki ist eine von der Göttlichkeit (oder wie immer DU es nennst) geschaffene intelligente Heilenergie, die jeder von uns in sich trägt, deren Kanäle aber erst behutsam frei geschaufelt werden müssen, damit sie wirken kann. Vielleicht kennst Du aus Erzählungen von Omas und Uromas (und natürlich –Opas) das Besprechen von Gürtelrosen zB. Das Besprechen und Reiki sind sich sehr ähnlich.

So ist Reiki mit allen Glaubensrichtungen vereinbar, ist immer neutral und bewertet nicht.

Stress, ausgelöst durch seelische und körperliche Probleme, kann jedermann im Alltag erheblich beeinträchtigen. Jedweder Dis-Stress (die schädliche Stress-Form) spielt eine Hauptrolle bei der Entstehung von Disharmonien. Mit Rei ki wird die persönliche Lebensenergie sanft angeregt und wieder in Fluss gebracht. Regelmäßige Anwendungen bringt den Reiki-Empfänger jedesmal in einen Zustand der Alpha-Wellen (verlangsamte Gehirnwellen), zu vergleichen mit einer leichten Meditation. Dies ist wichtig, um das Stressniveau niedrig zu halten und so Körper, Geist und Seele wieder in Einklang zu bringen. Harmonie entsteht.

Für Reiki gilt:

- es schadet niemals

- es kann nicht überdosiert werden

- es kann nicht falsch angewendet werden

- es fließt immer genau dorthin, wo es gebraucht wird

Wie wirkt Reiki und was bewirkt es?

Reiki schenkt die Entspannung und Ausgeglichenheit. Auf der körperlichen Ebene werden Stoffwechsel und Entgiftungsprozesse angeregt, damit Heilung geschehen kann.

Das Immunsystem wird gestärkt, es lindert und behebt dadurch körperliche Beschwerden. Es füllt die Energiereserven wieder auf und bildet eine harmonische Energiebalance. Auf emotionaler Ebene können verschüttete Gefühle frei gesetzt und seelische Blockaden gelöst werden.

Reiki ist erfolgreich bei der Stressbewältigung und Persönlichkeitsentwicklung. Es wirkt harmonisierend in der Schwangerschaft und bei der Geburt. Außerdem ist es eine liebevolle Unterstützung in der Sterbebegleitung.

Es verbessert die Lernfähigkeit und Konzentration.

Im mentalen Bereich kann Erkenntnis stattfinden und das

Vertrauen in Krisensituationen gestärkt werden. Reiki wirkt ganzheitlich auf körperlicher, seelischer und geistiger Ebene und ist mit allen anderen möglichen Heilmethoden kompartibel.

Reiki ersetzt in der Therapie nicht den Kontakt zum Arzt und Heilpraktiker.

Es bereichert und unterstützt aber medizinische und therapeutische Methoden durch die Aktivierung der Selbstheilungskräfte.

Yoga

Davon hat sicher jeder schon einmal gehört.

Es ist ist in vielen Studien belegt, das Yoga Vitalität und Wohlbefinden steigert und eine heilsame Wirkung auf Kranke hat. Yoga reduziert Stress (Stresshormonspiegel wird nachweislich gesenkt) und seine Begleiterscheinungen und stärkt die Psyche so dass Angst, Ärger und Depressivität vermindert werden und besser damit umgegeangen werden kann. Um diesen Effekt zu erreichen ist regelmäßiges Üben wichtig!

So ist Yoga als Präventionsmaßnahme anerkannt und Kurse werden ganz oder teilweise von den Krankenkassen übernommen, wenn der Kursleiter einen medizinischen oder pädagogischen Grundberuf hat.

Der indische Gelehrte Patanjali erklärt das Geheimnis mit einer Metapher. Yoga wäre vergleichbar mit der Arbeit eines Reisbauern, der auf einem trockenen Feld kleine Dämme öffne. Das Wasser fließe zu den Pflanzen und lasse diese gedeihen.

Atemgymnastik

Der Atem begleitet uns tagtäglich, nur schenken wir ihm keine große Aufmerksamkeit. Gerade wenn wir vom Stress geplagt sind, wurde wissenschaftlich nachgewiesen, findet der Atem nur noch oberflächlich statt.

Wichtig für unsere gute Gesundheit, innere Gelassenheit sowie unser **Wohlfühl**-Gefühl ist richtiges Atmen.

Auch bei der bewussten Atemgymnastik steht natürliches Atmen immer im Vordergrund. Zusammen mit der entsprechenden Lockerungsgymnastik und entspannenden Dehnungsübungen findet man wieder inneres Gleichgewicht, Gelassenheit und Ruhe und dauerhaft stellt sich wieder ein seelisches und körperliches Gleichgewicht her. Kurzgefasst sind die Vorteile von Atemgymnastik:

- Gelassenheit
- Stressreduktion
- seelische Ausgeglichenheit

- Freude am Alltag
- Stoffwechsel wird angeregt
- Lockerung einzelner Muskelpartien

Atemgymnastik entspannt fast sofort und fördert die Konzentration. Probier es aus und gönne Dir und Deinem Atem mehr Aufmerksamkeit.

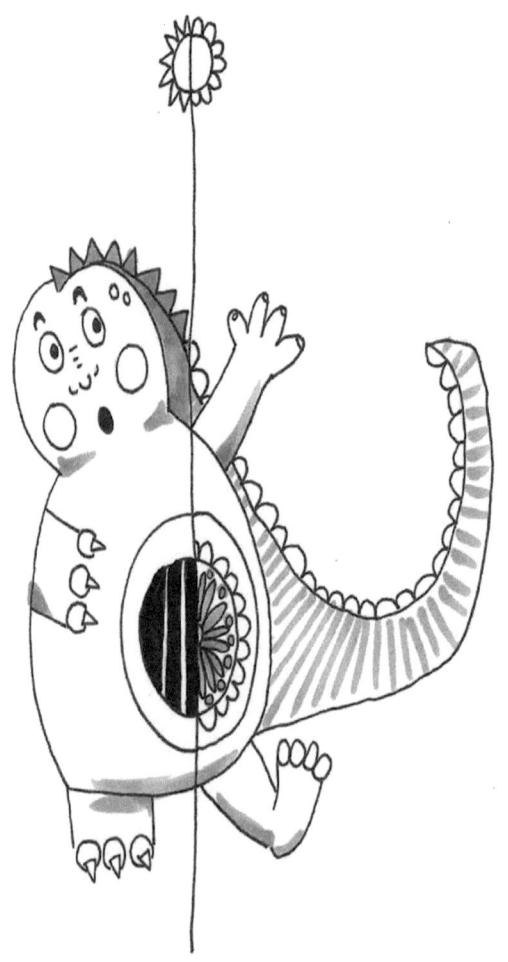

Kapitel 5 - Was sich für mich zu lesen lohnt
(weiterführende Literatur etc)

Mechthild Scheffer (übrigens die Grand Dame der Bachblüten)
Bach-Blütentherapie-Theorie und Praxis
(wenn man schon in das Thema autodidaktisch einsteigen möchte, dann mit diesem Buch)

Mechthild Scheffer
Die praktische Anwendung der Original Bach-Blütentherapie in Fragen und Antworten
(räumt mit vielen Unklarheiten auf)

Gertraud Hirschi
Mudras
(ich find die Karten noch praktischer als das Buch...so hast Du immer Deine persönliche Auswahl dabei und kannst „spicken"

Dr. Susanne Marx
Das große Buch der Affimationen
(wenn Du Hilfe brauchst beim Auffinden und Ausformulieren)

Heike Höfler
Soforthilfe bei inneren und äußeren Spannungen-über 70 einfache Übungen
(wirklich einfach)

Ilse Gutjahr
Die vitalstoffreiche Vollwertkost nach Dr. M.O. Bruker
(ein Klassiker der Ernährung und umsetzbar)

Louise L. Hay
Ernährung für Körper und Seele: Gesund essen mit guten Gedanken
(nicht nur schön anzusehen sondern auch hilfreich)

Nicola Waddington
Aura-Soma - Die Heilkraft der Quintessenzen und Pomander
(mit wunderbarem Stichwortverzeichnis)

Layena Bassols Rheinfelder und Klaus Jürgen Becker
Soforthilfe für die Seele durch Heilen mit Zeichen
(spannende Theorie die Du wirklich einmal probieren solltest, spätestens nach Emoto ist Wasserenergie ja sichtbar und übertragbar gemacht)

Masaru Emoto
Wasserkristalle
(es gibt einige Bücher von ihm...und alle sind schön)

Lothar Seiwert
Die Bären Strategie
(hilfreich, wunderschön umgesetzt und man kann es sogar vorlesen!)

Renate Seifarth
Buddha at home – Anleitungen für zu Hause
(guter Aufbau für die Auszeit zu Hause)

Focus Nr 7/2009
Ein wunderbarer Artikel über die Wirkung von Yoga

CD
Brent Lewis
Earth Tribe Rhythms

Bezugsquellen

Bachblüten-in jeder Apotheke

die verwandten **Gabriel-Essenzen** und auch eine Beratung, was das Richtige für Dich ist, bekommst Du hier, bei **Gabriele Leopoldseder**:
http://www.gabrielessenzen.com

Aura Soma Pomander
Shops im Internet. Gib den Begriff einfach mal bei google ein.

Ein Beispiel für eine Bezugsquelle, wenn Du die Hildegard-Kekse backen möchtest:
http://www.hildegardvonbingen.at

Eine Granderplatte, um Dein Wasser zu energetisieren erhälst Du hier:

GRANDER® Wasserbelebung
GRANDER GmbH.
Bergwerksweg 10
6373 Jochberg, Austria
Tel. +43 5355 20335
Fax +43 5355 20335 50

www.grander.com

Es gibt unzählige Seiten auf denen man heute online-Kurse für Yoga, Qi Gong uä buchen kann. Vielleicht ist das eine Alternative, wenn Du Dich noch nicht zu einem Kurs aufraffen kann. Auch youtube bietet zu den aufgeführten Tipps (Yoga, Qi Gong, uä) einige Anleitungen zum Ausprobieren. Wichtig ist, dass Du dran bleibst. Drei Minuten täglich bringen Dir langfristig mehr als gelegentlich mal eine Stunde!
UND das geht alles mit Kindern! Die machen das in der Regel gern mit!

Doch natürlich weiß ich auch, dass man eher ein neues Programm durchhält, wenns
a) auf die eigene Person zugeschnitten ist
und
b) begleitet wird.

Und Da hab ich was für Dich!

ACHTUNG hier bekommst Du meine persönlichen
GEHEIMTIPPS :

....

bitte umblättern

DER GEHEIMTIPP für **ERNÄHRUNG** und **YOGA** im Zusammenhang mit **Burnout** ist

Sabine Strutzke

Ohne Sabine wär ich sicher nicht da, wo ich heute bin-sie hat mir innere und äußere Beweglichkeit und Ruhe zurück gegeben und das ganze ohne dass ich meine Wohnung verlassen musste.
Sabine betreut souverän, empathisch und professionell online und über Skype und wenn das nicht geht, dann findet sie zuverlässig EUREN Weg zusammen zu kommen.

Ihre absolute Stärke ist sicher der Weg der kleinen Schritte und damit der großen Erfolgserlebnisse. Sie bietet auch ein Kennenlerngespräch an. Hier ihre Kontaktdaten:

Sabine Strutzke
Ringstr. 18
19294 Krinitz/Milow
Tel. (+49) 038755 – 449640
Skype: sabine15021967
Email:
post@sabine-strutzke.de

www.sabine-strutzke.de

Und hier auch noch **DER GEHEIMTPP** um **EFT** zu lernen ohne irgendwo hin zu müssen, Kinder weg zu organisieren und Kurse zu besuchen:

Manuela Csikor

Manuela hat einen Online-Kurs kreiert mit dem Du völlig entspannt bei Dir zu hause EFT erlernen kannst und zwar tatsächlich auch mit Begleitung durch Manuela!

Hier geht's zum Kurs

http://fuerdich.herzcoaching.jetzt/lerne-meridianklopfen-einfach-online

Wenn Du Fragen zum Ablauf hast...hier sind Manuelas Kontaktdaten:

Manuela Csikor

Heilpraktikerin (Psychotherapie)
Praxis für energetische Psychotherapie (HPG) und Coaching
Aha 47 – 91710 Gunzenhausen

Termine nach Vereinbarung
Tel. +49 98 31 – 61 31 73
email manuela@csikor.de

Zu guter Letzt: Hier kannst Du wieder lernen für DICH zu sorgen und auch wieder ohne Dein Zuhause verlassen zu müssen:

Franziska Schellenberg
Im Oberland 22
37269 Eschwege
email info@fransziksa-schellenberg.de
Telefon +49 (0) 160/363 72 88
www.franzsika-schellenberg.de

Franziska ist in ihrer Art wirklich einmalig. Ein Kennenlerngespräch lohnt sich auf jeden Fall!

Gern darfst Du Dich bei den genannte Empfehlungen auf dieses Buch und mich berufen, dann wissen diese wunderbaren Frauen auch, wie Du auf sie gekommen bist und man hat es leichter einen Anfang zu finden!

Bleibt mir nur, Dir nochmals alles Gute auf Deinem Weg nach Hause zu Dir zu wünschen!

SO bin ich.
SO bleib ich.
Alle Zeit.

SAM
Simone Anja Melzer